U0297256

无精子症规范化诊疗
专家共识

主 编 李 铮 平 萍 刘继红 夏术阶
副主编 田 龙 张 炎 陆金春 涂响安

中国医师协会男科医师分会
亚洲男科学协会 组织编写

中国健康传媒集团
中国医药科技出版社

内 容 提 要

　　无精子症规范化诊疗专家共识内容丰富翔实，基础理论和临床实践并重，涵盖中西医，兼顾医疗与护理，利用大量国内外文献、临床典型影像学资料及手术图片，详细深入阐述了各类无精子症的病因、诊断、治疗等临床应用要点和关键，以及未来该疾病治疗的发展方向。因此，该共识的出版对于从事男性生殖领域工作的广大泌尿外科、男科以及生殖医学同道将具有重要的理论价值和临床指导意义，必将推动我国无精子症诊疗技术的普及和规范。

图书在版编目（CIP）数据

　　无精子症规范化诊疗专家共识 / 李铮，平萍，刘继红，夏术阶主编 . — 北京：中国医药科技出版社，2018.9

　　ISBN 978-7-5214-0340-4

　　Ⅰ . ①无… 　Ⅱ . ①李… ②平… ③刘… ④夏… 　Ⅲ . ①男性生殖器疾病—诊疗　Ⅳ . ① R697

　　中国版本图书馆 CIP 数据核字（2018）第 126085 号

美术编辑　　陈君杞

版式设计　　也　　在

出版　　**中国健康传媒集团** | 中国医药科技出版社

地址　　北京市海淀区文慧园北路甲 22 号

邮编　　100082

电话　　发行：010-62227427　　邮购：010-62236938

网址　　www.cmstp.com

规格　　880 × 1230mm $\frac{1}{32}$

印张　　7

字数　　196 千字

版次　　2018 年 9 月第 1 版

印次　　2018 年 10 月第 2 次印刷

印刷　　北京九天众诚印刷有限公司

经销　　全国各地新华书店

书号　　ISBN 978-7-5214-0340-4

定价　　**35.00 元**

编委会

李　朋　上海交通大学附属第一人民医院

谷龙杰　华中科技大学同济医学院附属同济医院

刘继红　华中科技大学同济医学院附属同济医院

刘睿智　吉林大学第一附属医院

刘　锋　广西医科大学第三附属医院

朴勇瑞　延边大学附属医院

邢晋放　上海交通大学附属第一人民医院

陈向锋　上海交通大学医学院附属仁济医院

陆金春　武警江苏总队南京医院

张　炎　中山大学附属第三医院

张　锋　复旦大学附属妇产科医院

杨文涛　广西中医药大学附属瑞康医院

杨晓玉　南京医科大学第一附属医院（江苏省人民医院）

金保方　东南大学附属中大医院

周　梁　陕西省妇幼保健院

胡皓睿　贵州省妇幼保健院，贵阳市妇幼保健院

赵福军　上海交通大学附属第一人民医院

涂响安　中山大学附属第一医院

夏术阶　上海交通大学附属第一人民医院

徐　晨　上海交通大学医学院

彭　靖　北京大学第一医院

谭　艳　湖北医药学院附属人民医院

蓝儒竹　华中科技大学同济医学院附属同济医院

潘　峰　华中科技大学同济医学院附属协和医院

秘　书　李　朋　陈慧兴　田汝辉　王军凯　黄煜华

前　言

　　无精子症是最为严重的男性不育疾病，约占男性总人口的1%，占男性不育症患者5%~20%，由于我国人口基数大，因此患者数量众多。近20年来，随着显微外科技术以及生殖医学、生殖遗传学及生物医学冷冻技术的发展，对于无精子症的认识逐渐深入，检测及治疗手段不断丰富，越来越多的患者通过正确规范的治疗取得了满意疗效。

　　以往，梗阻性无精子症只能选择试管婴儿技术生育子代，而对于非梗阻性无精子症患者，供精辅助生殖也是唯一的选择。现在，精道显微再通手术和腔镜技术使他们有了自然受孕这一最符合优生优育原则的治疗选择，而非梗阻性无精子症患者也有望通过睾丸显微取精手术获取精子，结合试管婴儿技术生育自己的子代。这些技术始于国外先进的医疗机构，但近十年来在国内蓬勃兴起，并积极探索开展，目前已处于积累经验阶段。

　　中国医师协会男科医师分会组织国内在该领域具有较丰富临床经验的中青年专家和相关基础医学研究领域的科学家，从2016年开始，通过两年多的共同努力，编写了我国首部《无精子症规范化诊疗专家共识》。该专家共识内容丰富翔实，基础理论和临床实践并重，涵盖中西医，兼顾医疗与护理，利用大量国内外文献、临床典型影像学资料及手术图片，详细深入阐述了各类无精子症的病因、诊断、治疗等临床应用要点和关键，以及未来该疾病治疗的发展方向。因此，该共识的出版对于从事男性生殖领域工作的广大泌尿外科、男科以及生殖医学同道将具有重要的理论价值和临床指导意义，必将推动我国无精子症诊疗技术的普及和规范。

在创新中促规范，在规范中求创新，这也是我们编写此书的初衷。积极推动男性不育规范化诊治是男科学专业学术组织的重要任务和职责所在，希望这本"无精子症规范化诊疗专家共识"能为诊治无精子症提供有利武器，为广大患者带来福音。

编者

2018 年 6 月

目 录

第一章　精子发生过程

本章要点

1. 男性睾丸主要有两大生理功能：精子发生和雄性激素合成。

2. 生殖细胞包括精原细胞、初级精母细胞、次级精母细胞、精子细胞和精子。

3. 精子发生过程即精原细胞经过一系列分化发育发展为精子的过程。精原细胞位于生精小管上皮的基底面，紧贴基膜。

4. A 型精原细胞是生精细胞中的干细胞，具有更新和分化能力，可逐步增殖分化，参与精子发生的全过程。A 型精原细胞一部分增殖继续作为干细胞，另一部分分化为 B 型精原细胞，B 型精原细胞经数次分裂后发育为初级精母细胞。

5. 精子细胞的核型为 23,X 或 23,Y。精子细胞没有分裂能力，其经过复杂的变态过程由圆形的细胞逐渐分化转变为蝌蚪形的精子，此过程称为精子形成。

6. 精子形似蝌蚪，长约 60 μm，分头、尾两部分。头部正面观呈卵圆形，侧面观呈梨形，尾部是精子的运动装置，尾部可分为颈段、中段、主段和末端四部分。

7. 精子头内有一个染色质高度浓缩的细胞核，核的前 2/3 有顶体覆盖，顶体内含有多种水解酶。

8. 正常的精子发生过程离不开支持细胞（又称 Sertoli 细胞），其分布于生精小管的各级生精细胞之间。支持细胞之间形成的紧密连接是血 - 睾屏障的关键结构。

青春期的男性睾丸主要有两大生理功能：精子发生和雄性激素合成。前者在生精小管中完成，后者由间质中的 Leydig 细胞合成和分泌。生精小管中的生精上皮是精子发生的来源，生精上皮由生殖细胞和支持细胞组成，生殖细胞包括精原细胞、初级精母细胞、次级精母细胞、精子细胞和精子。生精小管壁和支持细胞间的复合连接是血 - 睾屏障的主要结构，对保证精子的正常发育十分重要。

精子发生过程即精原细胞经过一系列分化发育发展为精子的过程（图1-1）。精原细胞位于生精小管上皮的基层，与基膜直接相接触。精原细胞可分为 A 型和 B 型两类。A 型精原细胞是生精细胞中的干细胞，根据细胞核染色的深浅，又将 A 型分为 Ad 型（暗 A 型）和 Ap 型（亮 A 型）。Ad 型精原细胞相当于储备干细胞，通常处于休眠状态，仅当各种有害因素如药物、放射线等将其他类型精原细胞破坏耗尽时，才进入有丝分裂以补充精原细胞的数量，待恢复到原来的数量时，分裂即终止，又回到休眠

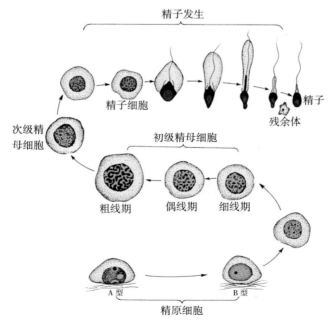

图 1-1　精子发生示意图

状态。Ap 型精原细胞相当于更新干细胞，具有更新和分化能力，可逐步增殖分化，参与精子发生的全过程。Ap 型精原细胞进一步分化为 B 型精原细胞，B 型精原细胞经数次有丝分裂后发育为初级精母细胞。

初级精母细胞位于精原细胞的近腔侧。初级精母细胞经过短暂间期后，转入细胞分裂期（第一次减数分裂）。首先，DNA 进行复制，由 2n 变成 4n，每个染色体出现明显的纵裂，称为粗线期；随后，紧密成对的同源染色体开始分开，只在两个交换点上暂时保留并存，此现象称为染色体交叉，其意义是一对同源染色体中相邻两个染色单体进行部分基因交叉互换，此期称为双线期；最后同源染色体进一步分开，完成遗传物质的交换。前期完成后进入减数分裂中期、后期和末期，从而完成了减数分裂，产生两个较小的次级精母细胞。由于第一次成熟分裂的分化前期较长，所以在生精小管的切面可见到处于不同阶段的初级精母细胞。

次级精母细胞由初级精母细胞增殖分化而来，位于初级精母细胞近腔侧。次级精母细胞的染色体数目只有初级精母细胞的一半，成为单倍体。次级精母细胞经历短暂的分裂间期（无 DNA 复制）即进行第二次减数分裂，其与一般的有丝分裂相同，每条染色体的两条染色单体分离，移向细胞两极形成两个均等的精子细胞，而染色体数目保持不变。次级精母细胞向精子细胞分化很快，故在生精小管的切面中极少见到。

精子细胞由次级精母细胞发育而来，靠近生精小管的管腔。精子细胞的核型为 23,X 或 23,Y。精子细胞没有分裂能力，其经过复杂的变态过程由圆形的细胞逐渐分化转变为蝌蚪形的精子，此过程称为精子形成。

精子形似蝌蚪，长约 60 μm，分头、尾两部分。头部正面观呈卵圆形，侧面观呈梨形，尾部是精子的运动装置，可分为颈段、中段、主段和末端四部分。颈段短，其内主要是中心粒，由中心粒分出 9+2 排列的微管，构成鞭毛中心的轴丝；在中段，轴丝外侧有 9 根纵行的外周致密纤维，外侧再包有一圈线粒体鞘，为鞭毛摆动提供能量，使精子得以快速向前运动；主段最长，轴丝外周无线粒体鞘，代之以纤维鞘；末段短，仅有轴丝。精子头内有一个染色质高度浓缩的细胞核，核的前 2/3 有顶体覆盖，顶体内含有多种水解酶，如顶体蛋白酶、透明质酸酶、酸性磷酸酶等。在受精时，精子释放顶体酶，分解卵子外周的放射冠与透明带，从而进入卵子内与卵子受精。

正常的精子发生过程离不开支持细胞（又称 Sertoli 细胞），其分布于生精小管的各级生精细胞之间（图 1-2）。支持细胞基部紧贴基膜，顶端伸至腔面，侧面和腔面有许多不规则凹陷，内镶嵌各级生精细胞。支持细胞依赖卵泡刺激素（FSH）、黄体生成素（LH）和睾酮发挥生理效应，并在一定程度上决定了睾丸的生殖能力。支持细胞除了参与血 - 睾屏障外，还有如下功能：①为生精细胞的分化发育提供适宜的微环境，保护和营养生精细胞；②支持细胞中微丝、微管的收缩，促使生精上皮中生精细胞位置的移动和精子的释放；③支持细胞中有多种形态的溶酶体，可以吞噬、消化生精过程中产生的残余小体和发育中退化的生精细胞以及死亡的精子；④支持细胞可分泌雄激素结合蛋白（ABP）、抑制素及雌激素等，使生精小管内的雄激素维持在一个可利用的稳定水平，参与胚胎期的性分化，保证男性生殖器官的正常发育；⑤支持细胞分泌的液体是组成睾网液的一部分，睾网液可帮助精子排向附睾。

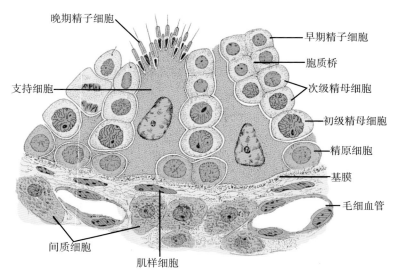

图 1-2　生精小管与精子发生模式图

正常的精子发生离不开睾丸间质内的一种特殊的间质细胞即 Leydig 细胞。Leydig 细胞内含有丰富的粗面内质网、滑面内质网、管状嵴线粒体、脂滴及少量空泡等，这些细胞器对其合成睾酮有重要作用。脑垂体分泌的 LH 与 Leydig 细胞膜上的受体结合后，可在几分钟内通过 cAMP 作用使胆固醇转化为孕酮，再转化为睾酮。Leydig 细胞合成的雄激素主要有睾酮、脱氢异雄酮、雄烯二酮及微量的二氢睾酮（DHT），而真正发挥作用的为睾酮和 DHT，它们有促进精子发生、促进第二性征（胡须生长、音调变低、喉结突出、肌肉发达等）、外生殖器和附属性腺发育以及维持正常性功能的作用。

另外，支持细胞之间形成的紧密连接是血 - 睾屏障的关键结构。血 - 睾屏障具有重要功能，主要为：①血 - 睾屏障形成和维持生精上皮分裂和分化的特定内环境，这是精子发生的必要条件；②血 - 睾屏障可阻止血浆内有害物质如药物、毒素、免疫因子等进入生精小管；③血 - 睾屏障可阻止精子相关抗原的逸出。

（陆金春　徐晨　李铮）

第二章 无精子症的定义、病因和分类

本章要点

1. 无精子症指射出的精液内完全没有精子，约占男性不育症的 5%~20%。无精子症的诊断必须至少有 3 次精液标本，相隔 2 周以上，精液离心前后或其沉淀物均未发现精子。

2. 无精子症并非指睾丸内没有精子产生，其强调精液中没有精子。一般分为梗阻性（约占无精子症 40%）与非梗阻性（约占无精子症 60%）两大类。非梗阻性，又根据促性腺激素是否升高或降低，分为高促性和低促性无精子症。

3. 详细的病史询问和体检对无精子症的诊断有重要意义。深入询问病史可发现无精子症的可能病因。观察体型、男性化程度、耻骨上毛发分布可提示是否存在内分泌异常；触诊输精管连续性与附睾饱满度，以及睾丸大小及质地，可初步鉴别梗阻性及非梗阻性无精子症。

4. 性激素检查对鉴别梗阻性或非梗阻性无精子症有重要意义。梗阻性无精子症往往性激素水平正常，但正常的性激素水平不能排除非梗阻性无精子症。

5. 梗阻性无精子症部分病人可采用手术复通而自然生育后代，但手术前必须与患者及配偶交流复通手术和直接 ICSI 治疗各自的利弊；部分非梗阻性无精子症可采用睾丸显微取精术结合 ICSI 生育后代。

6. 怀疑非梗阻性无精子症的病人应查染色体核型及 Y 染色体微缺失。Y 染色体微缺失 a 区或者 b 区缺失不建议行显微取精术。

一、概述

顾名思义，无精子症指射出的精液内完全没有精子，约占男性不育症病人的 5%~20%。无精症的诊断必须至少有 3 次精液标本，相隔 2 周以上，精液离心前后均未发现精子。根据 WHO 男性不育标准化检查与诊疗手册的规定，如果精液常规检查未见精子，而离心后标本中存在精子称为隐匿精子症。严格而论，隐匿精子症不属于无精子症。但临床上有时无精子症患者，在一段时间后，精液中可能出现精子。无精子症并非指睾丸内没有精子产生，其强调精液中没有精子。

无精子症一般分为梗阻性与非梗阻性两大类。非梗阻性无精子症，又根据促性腺激素是否升高或降低，分为高促性或低促性无精子症。必须注意与不射精症或逆行射精相鉴别。不射精症与逆行射精，均表现为无精液射出，前者无性高潮；后者有性高潮，但无精液射出，离心其尿液可发现精子。

二、初步评估

（一）病史与体检

详细的病史询问和体检对无精子症的诊断有重要意义。

1. 病史询问

详细询问病史，了解患者的生育史、性成熟年龄及先天性病史，有助于寻找诊断线索及病因。隐睾、睾丸扭转、恶性肿瘤化疗后、腮腺炎、有毒物质接触史及青春期延迟均提示睾丸功能衰竭。询问是否伴有嗅觉缺失、严重头痛、视野紊乱、激素或者药物滥用、乳房发育等提示内分泌疾病史。生殖系统感染、囊性纤维化家族史、腹股沟疝手术史、阴囊手术史、腹膜后手术史等提示梗阻性疾病或者射精功能紊乱。

2. 全身及专科体检

注意检查体型、男性化程度、阴毛分布及乳房发育情况，睾丸大小可采用专用的睾丸模型（Prader 模型）、测量尺或者阴囊超声检查。临床常用睾丸模型比对法确定睾丸体积，分为 1、2、3、4、5、6、8、10、12、15、20、25 ml 共 12 个等级。临床比对时，若睾丸体积略大于相对应模型，按照相对应模型记录，即就小不就大。附睾扩张及硬结提示附睾梗阻。输精管发育差或者不发育提示梗阻性无精子症，双侧输精管缺如（CBAVD）可能。注意精索静脉曲张情况、阴囊或者腹股沟疤痕情况。直肠指诊偶可及囊性肿物或者精囊扩张，提示射精管梗阻。

（二）精液离心检查

精液离心后沉淀物检测，未见精子为无精症诊断的依据。WHO 第五版人类精液分析中强调无精子症诊断必须慎重，建议至少以 3000 g 离心 15 分钟以上，对沉淀物进行系统观察，才能确定是否有精子。精液量正常往往可排除射精管梗阻。正常情况下精液量在 2~5 ml，若精液量正常，表示前列腺精囊功能正常。如果精液量少于 1 ml，往往提示来自精囊或前列腺的分泌液缺失或减少。可见于内分泌紊乱、射精功能障碍或者梗阻性无精子症，后者包括射精管梗阻（EDO）或者双侧输精管缺如（CBAVD）。由于大多数精液来源于前列腺和精囊，因此输精管远端以上的梗阻对精液量影响很小。精浆果糖可作为常规检测项目，果糖缺乏往往提示精囊液分泌减少或者功能下降，这一般因为 EDO 或者 CBAVD 导致。根据检测精液内精浆果糖，α- 葡萄糖苷酶等总含量可诊断梗阻部位，二者均缺乏提示射精管梗阻或精囊输精管缺如，后者降低提示输精管或者附睾管梗阻。但因受到射精不完全，功能性降低及双侧混杂性病变的干扰，使得其应用受到一定限制。

（三）性激素评估

主要是为了评估下丘脑 - 垂体 - 性腺轴，对区分梗阻性或者非梗阻性无精症有一定作用。对于无精症患者推荐首先进行血清 FSH、LH 和 T 检查，若正常，无需进一步内分泌检查。下丘脑分泌 GnRH，刺激垂体前叶分泌 FSH，FSH 可刺激睾丸产生精子。睾丸支持细胞可产生抑制素，反馈调节 FSH 分泌。FSH 升高，尤其是超过 2 倍，可诊断为非梗阻性无精症（NOA）。但是，FSH 正常并不能排除 NOA，有时必须采用睾丸活检确诊。石亮等研究表明血清抑制素 B 是一个良好的精子生成的预测指标，可以预估睾丸取精结局，抑制素 B 比 FSH 更能反映睾丸的生精功能，Manzoor 等具有相似的结论，但其他报告未证实其具有预测性。

（四）超声检查

经阴囊超声可检测睾丸大小及精索静脉情况，发现睾丸生精障碍的间接证据，如睾丸质地不均、微小钙化以及睾丸肿瘤等。高频探头还可以检查输精管腔直径及附睾管网状扩张。经直肠探头可检测前列腺及精囊发育情况，中线囊肿及射精管扩张情况等。

（五）生殖遗传学分析

所有怀疑 NOA 的患者都必须检测染色体核型及 Y 染色体微缺失筛查。在高加索人种或白色人种无精子症患者中，体检发现单侧或者双侧输精管缺如时，检测囊性纤维化跨膜转导调节因子（Systic fibrosis transmembrane conductance regulator，CFTR），常常可发现突变点。但在黄色人种，同样的检测，很少发现有 CFTR 的突变。杜强等研究表明，中国 CFTR 基因多态性 M470V 本身与患者罹患先天性双侧输精管缺如无关，故目前不推荐对我国输精管缺如患者进行常规 CFTR 基因突变检测。

1. 染色体核型分析

NOA 病人应检测核型，以排除染色体的数目或者结构的异常。克氏综合征（核型 47, XXY）是常见的异常，占 NOA 患者的 14%。另外的少见类型是 46, XX 的男性（性反转）及染色体移位异常（45, X/46, XY，嵌合型，混合性腺发育异常）。

2. Y 染色体微缺失筛查

AZF 区基因缺失是精子发生障碍的重要原因之一，15% 的 NOA 病人可检测到 Y 染色体 AZF 区微缺失，可能与某些病毒感染引起的基因重组有关。以 AZFc 区微缺失较多见。AZF 缺失情况与睾丸生精的组织学表现有一定的关系，AZFa 缺失多表现为唯支持细胞综合征，AZFb 缺失表现为生精阻滞，而 AZFc 缺失可有多种表现，从唯支持细胞综合征到接近正常的精子发生。因此认为遗传学检测微缺失对判断预后有帮助，如果微缺失导致全部 AZFa、AZFb 区丢失，患者睾丸内能找到精子的几率几乎为零，因此应放弃 Micro-TESE 及 ICSI 治疗，需要注意的是这是指 a 区及 b 区全段缺失，仅存在 a 区部分缺失，根据表型不同可表现为无精子症及正常精子，b 区缺失也呈现异质性，也有 b 区全段缺失而严重少弱精症病人成功生育的报告。a 区或者 b 区缺失一般预示着睾丸内无法找到精子，而 c 区缺失可有超过 50% 几率睾丸中可发现精子。尽管 Y 染色体微缺失是一种先天遗传缺陷，对于找到精子的患者，其可将这种缺陷遗传给子代，应该告知患者夫妇这种风险。李铮团队采用 real-time PCR 新方法，能够更加快捷准确地测量 Y 染色体微缺失。

3. CFTR 基因突变筛查

在白色人种，超过 70% 的 CBAVD 患者至少有 1 处 CFTR 基因突变，19% 患者超过 2 处。因此对 CBAVD 患者及配偶都必须进行 CF 突变，任何一方异常都必须告知遗传风险。国内杜强等人研究并未发现 CTFR 基因与我国患者输精管缺如的相关性，因此目前不推荐进行广泛筛查。

4. 单核苷酸多态性（SNPs）的检测。

Hu Zhibin 等研究表明对汉族人群而言，有 4 种 SNPs 与非梗阻性无精子症密切相关。

三、诊断

确定患者是否无精子症并非难事，关键是区分梗阻性还是非梗阻性。如果是非梗阻性，要明确是高促性还是低促性无精子症，并寻找具体的原因，确定输精道梗阻的部位。

若睾丸体检其体积质地正常，FSH 正常，表示睾丸生精正常，可能是梗阻性无精子症。若 FSH 显著升高，睾丸变小但精液量正常，可诊断高促性 NOA。FSH 轻度或者中度升高，体检往往可以发现足够的证据区分梗阻或者非梗阻。双侧睾丸萎缩，附睾不扩张，输精管存在可提示 NOA。

少数情况下，如仍然不能判断，可作睾丸活检。活检前，告知患者如果术中发现精子，可冻存以便今后行 IVF/ICSI。如果发现精子，应进一步检查明确梗阻部位。

导致无精子症的常见病因如下。

（一）梗阻性无精子症

1. 医源性

在我国过去输精管结扎术广泛开展，但目前开展较少。而北美地区广泛开展，为主要因素。疝修补术、阴囊或者下腹部手术中误伤输精管，长期梗阻可继发附睾梗阻。

2. 射精管梗阻

完全性 EDO 占无精子症的 1%~5%。精液量少并果糖阴性及 FSH 正常可诊断。必须与 CBAVD 鉴别，触诊是否可及输精管。经直肠超声可进一步确定诊断。精囊宽度超过 15 mm 提示梗阻，其他现象如中线处囊肿、射精管扩张及精阜钙化也可以间接提示。

3. CBAVD

最重要的征象是体检发现输精管缺如。患者一般精液量少，睾丸大小正常及激素水平正常。附睾头往往扩张。Schlegel 等报道，11% 的 CBAVD 病人肾脏发育异常，但 CFTR 基因突变者无异常。单侧输精管缺如者，26% 合并同侧肾脏缺如，25% 合并 CFTR 变异。单侧输精管缺如者，80% 合并同侧肾缺如。Sharlip 认为除非配偶也有 CFTR 基因突变，CBAVD 病人才需要做基因检测。

4. 炎症性或特发性附睾梗阻

往往表现为梗阻以上部位附睾饱满，张力变大，梗阻部位可及硬结。李敏等人研究表明，梗阻性无精子症附睾超声图像有特征性改变，先天性梗阻性无精子症附睾头部回声杂乱伴输出小管扩张，而后天性则表现为附睾体尾部附睾管细网状扩张，附睾尾往往可见炎性团块，此外，实时超声弹性成像定量参数分析可见非梗阻性无精子症应变比值较梗阻性为高，也对鉴别诊断有一定价值。

（二）非梗阻性

1. 高促性腺素或者正常激素 NOA

睾丸生精功能衰竭及生精功能障碍。尽管诊断为非梗阻性无精子症，但部分患者睾丸内存在少量生精灶，可手术获取少量精子，通过 ICSI 技术生育后代。与传统 TESE 相比，显微取精术（micro-TESE）有更高的精子获得率及更少的并发症。

其原因包括：克氏综合征、Y 染色体微缺失或肿瘤治疗后继发性无精症、及病毒感染对睾丸的直接或者通过自身免疫间接损害。精索静脉曲张一般只引起少弱精症或畸形精子症，但少数情况下患者可出现严重少弱精症甚至无精症，关于二者因果关系存在疑问，但有研究报道，精索静脉曲张术后可有不同比例的病人排出精液内出现精子。

2. 低促性腺素 NOA

如原发性低促性腺激素性腺功能减退症（Hypogonadotropic hypogonadism）表现为第二性征发育迟缓或停止，性激素及促性腺激素减少，容易得出诊断。

四、无精子症的治疗

无精子症的治疗根据病因不同而异。

（一）梗阻性无精子症

依据梗阻部位治疗方式不同。射精管梗阻可采用射精管切开或者精囊镜扩开法，后者近来技术逐步成熟，但尚欠大病例数、多中心随机双盲临床研究证据。输精管梗阻可采用输精管显微吻合术，但对于盆段输精管梗阻需要另采用腹腔镜技术寻找远端输精管。附睾梗阻可采用显微输精管附睾吻合。特殊情况下，如一侧睾丸萎缩，对侧射精管或者输精管梗阻，需要采用交叉吻合术。睾丸内梗阻目前尚无外科技术疏通。不管梗阻部位及程度如何，治疗梗阻性无精子症时需要考虑女方年龄及生育情况，如果女方存在生育缺陷或者年龄过大，推荐采用辅助生殖技术尽快解决生育问题。

（二）非梗阻性无精子症

1. 高促性腺激素性

一般只能通过睾丸取精术或显微取精术获得精子，同时采用 ICSI 生育后代。对于睾酮过低而雌激素过高的患者，也可采用芳香化酶抑制剂如来曲唑或者阿那曲唑治疗，个别患者可能出现排出精液内有少量精子，多数患者仍然需要显微取精术获得精子，但可提高显微取精成功率。

2. 低促性腺激素性

对于低促性腺性性腺功能减退症、LH 缺乏或 FSH 缺乏引起的非梗阻性无精子症，可采用促性腺激素治疗。如 Kallmann 综合征患者睾丸处于未成熟状态，通过皮下注射人绒毛膜促性腺激素（HCG）2000 IU，每周 2~3 次，经 3~6 个月治疗后，配合 FSH 注射，可以维持绝大多数患者体内正常生殖激素水平及其性腺组织功能，使其达到正常青春发育、精液中出现精子甚至自然生育。对于经济条件较好的患者或 HCG 治疗失败患者，可考虑使用 GnRH 泵治疗，更好地模拟人体激素的分泌模式。对于睾酮过低而雌激素过高的患者，可采用芳香化酶抑制剂如来曲唑或者阿那曲唑治疗，可使部分患者排出精子。

合并精索静脉曲张的患者可采用显微精索静脉结扎术，研究表明精索静脉曲张结扎手术后，22%~55% 患者精液中出现精子，部分患者可以自然生育，也可显著提高显微取精的成功率。

3. 未来可能用于临床的技术

男性不育临床及基础研究进展迅猛，其热点主要在非梗阻性无精子症方面。拉曼光谱技术（Raman spectroscopy）可以更准确预测存在精子的生精小管，目前只在动物实验中探索。体外培养获取精子或干细胞体内移植或体外培养获取精子可能是解决男性 NOA 病人的终极手段，目前通过精子细胞、各级精母细胞及精原细胞都能够孵化出精子，通过其他来源的干细胞甚至雌性来源的干细胞都可以获得可用于 ICSI 的精子，但因为生物安全性及伦理学上的问题，目前仍然止步于动物实验。

五、总结

无精子症并非男性不育诊断的终点。详细地病史询问、体检、辅助实验室检查可区分梗阻性无精子症或非梗阻性无精子症，尽管极少数患者需要睾丸活检才能明确诊断。进一步的检查可明确梗阻的部位，明确梗阻性无精子症，手术前必须与病人讨论复通手术或者直接 ICSI 的利弊及选择。

（蓝儒竹　夏术阶　李　铮）

第三章 无精子症诊疗路径

本章要点

1. 无精子症是男性不育症的疑难杂症，其发病率约为男性总人口的1%，占男性不育症的10%。

2. 无精子症病因分为睾丸前因素、睾丸因素和睾丸后因素三类，即无精子症的病因"三分法"。

3. 睾丸前无精子症，即由下丘脑-垂体病变导致的无精子症，常见的疾病有卡尔曼综合征、垂体泌乳素瘤等。

4. 睾丸后无精子症，即睾丸生精功能正常，但是因为睾丸网、附睾、输精管、射精管等输精管道缺失或梗阻而导致精子无法排出至精液中。根据梗阻原因或部位，可确定重建精道的手术方式。

5. 睾丸体积偏小，或卵泡刺激素、黄体生成素偏高，或既往睾丸穿刺、活检未见精子的患者，归入睾丸性无精子症，对此类患者的治疗包括病因学治疗和常规的促生精治疗。药物治疗无效时，可选择睾丸穿刺或活检取精，或睾丸显微取精术。

无精子症是男性不育症的疑难重症，其发病率约为1%，占男性不育症的5%~20%，其导致的不育问题对男性健康、家庭和谐和社会稳定造成重大危害。目前无精子症的发病机制尚未完全阐明，一些学者在精子发生和精子体外培养等方面的研究中取得了一定的进展，但仍然无法满足患者生育健康子代的迫切需求，而我国对于无精子症的诊疗也存在一定的误区，需要建立规范化的诊疗路径。根据精子发生的调控机制与输精管道的解剖生理特征，可以将无精子症首先分为梗阻性无精子症与非梗阻性无精子症；对于非梗阻性无精子症，根据下丘脑和垂体功能有无异常，进一步将其分为高促性腺激素性无精子症与低促性腺激素性无精子症。即根据男性不育的病因"三分法"建立无精子症诊疗路径，将无精子症分为睾丸前无精子症、睾丸性无精子症和睾丸后无精子症三类，依照各自的类别选择治疗方法，同时寻找相关病因，进行病因学诊断和治疗。

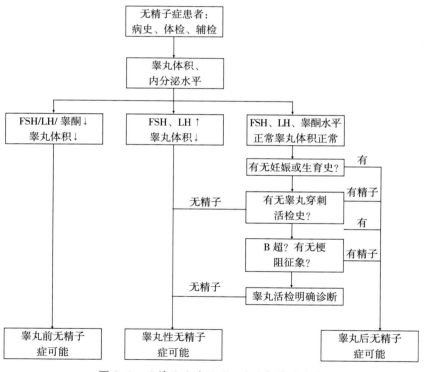

图 3–1　无精子症病因"三分法"诊疗路径

Fig.3–1　The "Noval Trichotomy Approach" for azoospermia

一、睾丸前无精子症诊疗

　　睾丸前无精子症，即下丘脑 - 垂体病变导致的无精子症，常见的病因有卡尔曼综合征、垂体泌乳素瘤等。睾丸前无精子症患者因下丘脑或垂体的病变导致体内的 FSH、LH 水平明显偏低，继发睾丸生精功能障碍，表现为精液无精子、第二性征发育明显延迟，检测性激素水平可以发现 FSH、LH 和睾酮水平均明显偏低。对此类患者，可以使用人绒毛膜促性腺激素（HCG）和人绝经期促性腺激素（HMG）来改善睾丸生精功能，同时促进第二性征的发育。若能排除垂体功能异常，还可选择 GnRH 泵进行治疗，它能促进垂体分泌促性腺激素，调控生精功能，达到治疗目的。此类患者使用睾酮，可以改善和维持第二性征，但对于生育能力无明显改善。此外，肾上腺和甲状腺功能的异常也可能影响生精功能，外源性摄入皮质醇激素也可能对精子发生产生影响，因此对此类患者除了检测睾酮和促性腺激素水平外，还应关注其他激素的水平。

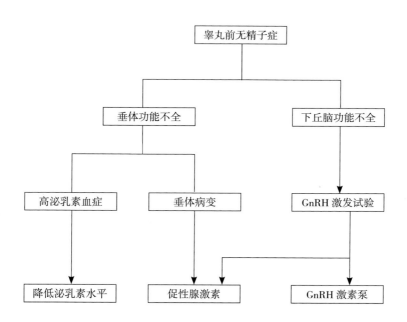

（一）垂体功能不全导致的睾丸前无精子症

此类患者既往神经系统影像学检查提示垂体存在肿瘤或其他病变者，或既往有垂体手术史者，或既往行促性腺激素释放激素（Gonadotropin-releasing hormone，GnRH）试验后 FSH、LH 上升不明显。治疗主要为补充人绒毛膜促性腺激素（HCG）和人绝经期促性腺激素（HMG），定期复查精液常规，同时注意患者第一性征及第二性征变化。

（二）高泌乳素血症导致的睾丸前无精子症

如外周血中泌乳素水平超出上限值 4 倍者，建议先行头颅 CT、磁共振，排查泌乳素腺瘤。有泌乳素腺瘤者，建议请神经外科专家会诊是否接受手术治疗，之后再补充 HCG、HMG；若无泌乳素腺瘤，或不考虑手术治疗的泌乳素腺瘤者，则可采用溴隐亭治疗，定期复查精液常规，并观察患者第一性征及第二性征变化。

（三）下丘脑功能不全导致的睾丸前无精子症

存在嗅觉异常的患者，或是行 GnRH 激发试验后 FSH、LH 上升明显者，考虑下丘脑功能异常、垂体功能正常，在患者充分知情的前提下询问是否愿意接受 GnRH 泵治疗，若同意则行 GnRH 激发试验，试验阳性者采用 GnRH 泵治疗，激发试验阴性者和不同意采用 GnRH 泵的患者采用 HCG+HMG 治疗，定期复查精液常规，观察患者第一性征及第二性征变化。

二、睾丸后无精子症诊疗

睾丸后无精子症，即睾丸生精功能正常，但是因为睾丸网、附睾、输精管、射精管等输精管道缺失或梗阻而导致精子无法排出至精液中。此类患者睾丸体积、性激素水平正常，第二性征发育正常，体检或辅助检查可能发现输精管道梗阻或缺失征象。睾丸后无精子症的原因可分为三类：先天性梗阻，包括先天性双侧输精管缺如（Congenital bilateral absence of the vas deferens，CBAVD）、射精管囊肿等；获得性梗阻，因为炎症等后天因素导致输精管道梗阻，最常见的为附睾炎导致的附睾梗阻，这也是我国梗阻性无精子症中最常见的类型，部分患者也可能因为精囊结石等原因导致射精管梗阻；输精管结扎术；医源性梗阻，即因手术损伤输精管道导致无精子症，最常见包括腹股沟疝修补术导致的输精管损伤。睾丸后无精子症患者因睾丸生精功能正常，因此通过睾丸、附睾穿刺或活检多可获得精子，通过 ICSI 生育亲生子代。然而，部分患者有自然生育的需求，需要通过手术重建输精管道，让精子能排出到精液中。由于睾丸后无精子症输精管道梗阻类型较多，要明确诊断需要结合病史、体检、辅助检查等多方面的因素进行分析，通过输精管道探查术判断输精管道情况。输精管道重建手术术式繁多，各自适用于解除不同部位的梗阻，部分术式精度极高、难度极大，对手术医生有较高的要求，需要经过严格、规范的培训。

（一）附睾梗阻性无精子症诊疗

对于附睾体积肿胀，输精管无明显迂曲、扩张或缺失的患者，归入双侧附睾梗阻所致的睾丸后无精子症，对其行输精管-附睾显微吻合术（Vasoepididymostomy，VE）重建输精管道。

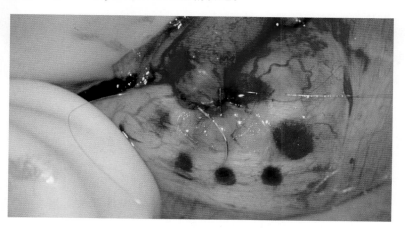

图 3-2　逆行单针纵向输精管附睾吻合术

Fig.3-2　Single-armed suture microsurgical vasoepididymostomy

（二）输精管梗阻的无精子症诊疗

输精管梗阻患者依据梗阻部位不同，可分为输精管阴囊段梗阻、腹股沟段梗阻和盆腔段梗阻。对于输精管阴囊段梗阻的患者，采取输精管 - 输精管显微吻合术（Vasovasostomy，VV）重建输精管道。对于输精管高位盆腔段梗阻的患者，需要先用腹腔镜或机器人探查、游离输精管盆腔段，将梗阻部位或断端牵引至外环口处进行 VV，游离过程中应注意保持一定的游离度以防止吻合口张力，同时也要注意保护输精管血供，避免过度游离。

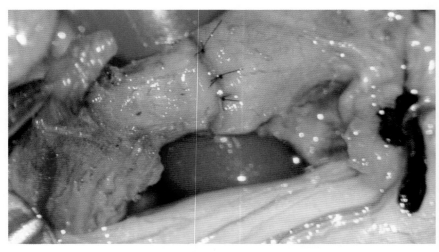

图 3-3　输精管 - 输精管显微吻合术

Fig.3-3　Vasovasostomy

（三）射精管梗阻的无精子症诊疗

对于睾丸体积正常、性激素正常，精液常规提示精液量、pH 偏低且果糖阴性，B 超发现射精管囊肿患者，对其行经尿道射精管切开术（Transurethral incision of ejaculatory duct，TUIED）。全身麻醉后取截石位，经直肠超声引导下，通过精囊镜探查前列腺，用铥激光、电切环等切开精阜及射精管囊肿，如有浑浊液体流出则提示输精管道恢复通畅成功，输尿管镜探查并冲洗射精管、精囊，抽取精囊液并于显微镜下检查，如可见精子则确认输精管道重建成功。

（四）睾丸网梗阻的睾丸后无精子症诊疗

对于睾丸体积正常、性激素水平正常、附睾及输精管无明显肿胀或缺失的患者，若经睾丸活检后确定睾丸生精功能正常，则考虑睾丸网梗阻。此类患者输精管道无法复通，用其睾丸活检时取出的睾丸组织进行生育力保存或取精后实施 ICSI 生育子代。

（五）先天性双侧输精管精囊缺失（Congenital bilateral absence of the vasa deferens，CBAVD）诊疗

对于体检或超声发现附睾、输精管、精囊、射精管严重缺失，精液量、pH 偏低且果糖阴性的患者，归入 CBAVD 所致睾丸后无精子症，此类患者输精管道大多无法重建，故取睾丸组织，进行 ICSI 或生育力保存。

极个别 CBAVD 患者仍存在输精管道重建可能。此类患者通常输精管缺失段较短，附睾可能存在缺失但仍有附睾头部或体部存在，若输精管道探查提示远端通畅，就行一侧 VE、双侧 VE、交叉 VE 或交叉 VV，术中注意检查吻合口有无张力。

（六）复杂性睾丸后无精子症诊疗

1. 一侧附睾梗阻合并对侧输精管远端梗阻无精子症诊疗

术中行睾丸活检确定睾丸生精功能正常，双侧输精管探查提示一侧附睾梗阻、远端输精管道通畅，对侧附睾通畅、远端输精管道梗阻的患者，采取输精管 - 输精管交叉显微吻合术。取附睾梗阻侧输精管，在其靠近附睾的输精管直段进行断离，游离其远睾丸段输精管，一方面充分游离以避免吻合口张力，另一方面防止过度游离以避免影响其血供，牵引远睾丸段输精管并穿过阴囊纵隔，牵引至阴囊另一侧；对于远端梗阻

侧输精管，在远离睾丸的位置断离输精管，游离近睾丸段输精管，再将此段输精管与之前牵引至此处的另一侧远睾丸段输精管进行交叉 VV，如图 3-4 所示。

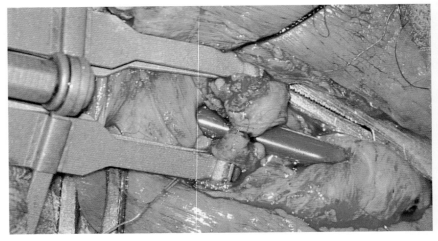

图 3-4　输精管 - 输精管交叉吻合术

Fig.3-4　Cross vasovasostomy

2. 先天性单侧输精管缺失（Congenital unilateral absence of the vasa deferens, CUAVD）合并对侧输精管道梗阻睾丸后无精子症诊疗

术前体检、B 超或术中精道探查提示一侧输精管道缺失，对侧输精管道完整但存在梗阻的患者，归入 CUAVD 合并对侧输精管道梗阻所致的睾丸后无精子症。对于此类患者，根据其输精管道情况，单侧 VE 或交叉 VV。

三、睾丸性无精子症诊疗

睾丸体积偏小，或 FSH、LH 水平偏高，或既往睾丸穿刺、活检未见精子的患者，归入睾丸性无精子症，对此类患者的治疗包括病因学治疗和常规的药物促生精治疗。首先要查看有无 Y 染色体微缺失、克氏综合征或其他染色体核型异常等遗传因素，根据其具体情况选择治疗方案，必要时还需进行遗传学咨询，了解这些遗传因素在影响生育力的同时，是否还会影响子代健康。

常规的药物促生精治疗通常采用促进生精（抗雌激素药物、促性腺激素、芳香化酶抑制剂）、促进精子排放（α 肾上腺素能受体阻滞剂）、抗氧化、改善睾丸血液循环和附属性腺等精子生存环境的药物，每 3 个月定期复查精液常规和性激素常规，若精液常规可见精子则进行生育力保存，若精液常规未见精子则继续进行药物治疗，并根据性激素常规结果决定是否调整方案。病因学治疗则是在进行常规治疗的基础上，根据患者的病史、体检结果及辅助检查结果，寻找有无重度精索静脉曲张、隐睾、环境污染、不良生活习惯、生殖毒性药物等影响睾丸生精功能的因素，针对这些因素进行纠正，以协同治疗，并防止睾丸生精功能的进一步恶化。药物保守治疗半年后若仍未见精子，则可以考虑进行睾丸直接取精，包括显微取精术。取精成功者可进行生育力保存，结合卵胞浆内单精子显微注射（Intracytoplasmic sperm injection，ICSI）生育亲生子代；若取精失败，则根据患者本人意愿及情况选择继续药物治疗、供精人工授精或领养等措施。

（一）克氏综合征合并睾丸性无精子症

克氏综合征，即患者的性染色体中多出一条或数条 X 染色体，其发病率约为 1/500，其中 80%~90% 的患者为 47,XXY 非嵌合型。克氏综合征是睾丸性无精子症最常见的遗传因素，该类患者通常会出现睾丸体积明显偏小、FSH 水平明显偏高、毛发分布稀疏等表现，其精液中往往没有精子，因此对于此类患者在我国的许多医疗机构往往只能采用供精人工授精生育子代。

克氏综合征患者可以通过显微取精术获取睾丸精子用于辅助生殖技术，故目前推荐将克氏综合征患者的精子用于 ICSI 技术，但是部分学者认为胚胎移植前遗传学诊断也有一定的价值。

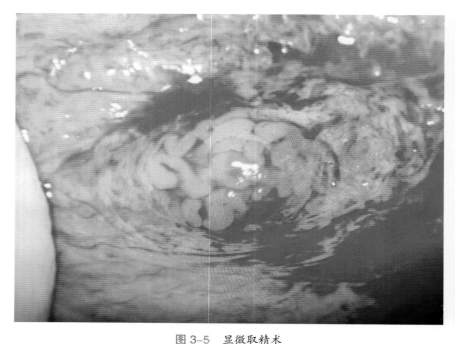

图 3-5　显微取精术

Fig.3-5　Microdissection testicular sperm extraction

（二）Y 染色体微缺失伴睾丸性无精子症

Y 染色体微缺失，即 Y 染色体长臂的无精子因子区域出现缺失，从而造成睾丸生精功能异常甚至导致无精子症，是睾丸性无精子症的第二大遗传因素。根据缺失的区域不同，可以将 Y 染色体微缺失分为 a、b、c 三个区域。目前的研究显示，AZFa 区的微缺失最严重，可能导致唯支持细胞综合征，无法通过显微取精术获取精子。AZFb 区的微缺失可能导致睾丸内的生精阻滞，其显微取精成功率也极低，对于 AZFa 区和 AZFb 区存在微缺失的患者，目前推荐采用供精人工授精生育子代。

AZFc 区微缺失是 Y 染色体微缺失里较轻的类型，在无精子症患者中占约 10%，此类患者往往表现为生精功能的减退，部分 AZFc 区存在微缺失的患者精液中也有精子，表现为精子浓度的降低。此类有可能通过显微取精术取得睾丸精子，在没有条件进行显微取精术的医疗机构，亦可通过睾丸穿刺或睾丸活检获取精子，通过辅助生殖技术生育亲生子代。

（三）隐睾伴睾丸性无精子症

术前复查精液常规未见精子，体检提示一侧或双侧阴囊内不可触及睾丸者，或既往有隐睾手术史的患者，归入此类。对于睾丸未下降的患者先行腹腔镜下睾丸下降固定术。术后药物保守治疗，定期复查精液常规及阴囊 B 超，若一年后精液中无精子，则行显微取精术。对于既往有隐睾手术史的患者，予药物保守治疗一年，若精液中无精子出现，则行显微取精术，其精子获取率可能高达 64%。

（四）精索静脉曲张伴睾丸性无精子症

术前复查精液常规未见精子，B 超提示单侧或双侧精索静脉曲张的患者，归入此类，对此类患者一期行精索静脉显微结扎术 + 睾丸活检术。术后予药物保守治疗，定期复查精液常规，若可见精子则进行生育力保存，若术后一年未见精子，则二期行显微取精术。

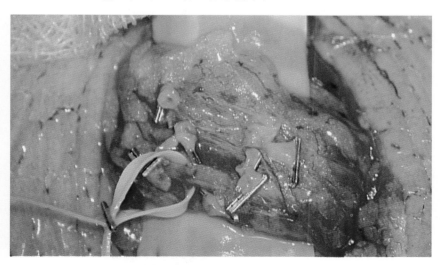

图 3-6　精索静脉显微结扎术

Fig.3-6　Microsurgical varicocelectomy

（五）特发性无精子症

特发性无精子症的治疗目前尚无明确的方案，一般认为抗雌激素药物、芳香化酶抑制剂、促性腺激素具有一定的疗效，抗氧化剂、一些促进生精功能的中成药具有一定的辅助作用，而睾酮的作用目前还存在一定的争议。另外，在临床治疗中发现，肉碱、胰激肽原酶及按时服用 PDE5i，如西地那非、他达拉非等，也对此类疾病的治疗具有一定的作用。

睾丸性无精子症的手术治疗，主要包括睾丸穿刺、睾丸活检和显微取精术三种。显微取精术是通过在显微镜下观察睾丸内生精小管的情况，寻找局灶性的生精灶，从而在造成最小的创伤的前提下最大可能地获取睾丸内精子，具有较好的效果和安全性，且精子获取率高于睾丸穿刺和睾丸活检，是目前获取睾丸内精子的最好的手术方式。

（六）获取精子的后续处理

通过手术治疗获得的精子，需要根据获得精子的数量、活力及形态进行冻存。由于该途径获得的精子往往数量较少，因此其冻存绝大多数需要通过稀少精子冷冻技术或单精子冷冻技术进行。由于这两项技术在我国尚未推广，多数医疗机构无法进行有效的生育力保存，部分冻存精子在复苏后可能因形态、活力较差而无法用于 ICSI，因此对于生育力保存及精子复苏技术不够成熟的机构，可以将手术时间安排在女方取卵当天进行，将术中取得的精子直接用于 ICSI 治疗。

（七）睾丸性无精子症研究进展和方向

睾丸性无精子症是无精子症中的较为严重的类型，有相当一部分患者在接受药物治疗和显微取精术后仍无法生育亲生子代。因此，揭示和阐述精子发生的机制，寻找与精子发生和无精子症相关的基因，建立成熟的体外培养体系、干细胞治疗和基因治疗方法，将是无精子症和男性不育症将来的研究方向。Kee 等的研究证实了 DAZL、DAZ、BOULE 等基因参与调控原始生殖细胞和单倍体细胞的形成；Gliki 等证实了连接黏附分子 C 与圆形精子细胞极性形成相关；沙家豪团队和李铮团队共同发现了 NYD-

SP12 基因在人类和黑猩猩的系谱中得到了迅速的进化，该基因与精子顶体形成相关，它的进化可能与人类和黑猩猩精子性征和功能的改变密切相关；Makoolati 等通过生殖细胞来源的胚胎干细胞，成功诱导无精子症小鼠睾丸内的精子发生；刘默芳团队与施惠娟、李铮团队等揭示了人类 Piwi 基因可以通过抑制组蛋白泛素化和组蛋白 - 鱼精蛋白交换的启动，影响精子的形态和活力；李铮团队和何祖平团队利用隐睾患者的精原干细胞，通过体外培养获得了单倍体精子细胞。然而，精子发生和无精子症发病的机制仍需更加深入的研究，而干细胞治疗、体外培养等方法距离临床上的使用和推广也仍有一定的距离。

无精子症作为不育症中较为严重的类型，注意对其相对分类治疗。对于三种不同的无精子症类型，需要采取的治疗方法具有较大的差异，而对于同一类型的无精子症，尽管其病因学治疗各有不同，但是需要采取的常规治疗却有相对统一和规范的治疗方案。因此，"三分法"对无精子症的诊疗具有重要的辅助和指导作用，是一种简明、科学、规范的诊疗理念，符合当今无精子症规范化诊疗的需求和病因学诊疗的方向，有助于无精子症诊疗路径的建立，值得进一步完善，并推广应用。

（黄煜华　李宏军　李铮）

第四章 非梗阻性无精子症的定义、病因和分类

本章要点

1. 非梗阻性无精子症（Nonobstructive azoospermia，NOA）是因睾丸生精功能衰竭所致的无精子症，约占无精子症60%。

2. 非梗阻性无精子症由于睾丸内生精小管精子发生特征的不均一性，仍有部分患者睾丸内存在少量局灶性分布的生精区域。

3. 非梗阻性无精子症可由先天性因素、继发性因素、特发性因素引起。

4. 染色体结构或数量异常与Y染色体微缺失是常见的睾丸生精功能异常的先天性因素。

5. 很多NOA患者病因仍不明确，未来对其遗传学基础认识的提高，将有利于NOA的进一步分类及治疗。

一、定义

非梗阻性无精子症（Nonobstructive azoospermia，NOA）是因睾丸生精功能衰竭所致的无精子症，占到无精子症的60%左右。非梗阻性无精子症患者睾丸的生精功能严重受损，但多数精道通畅。精液检查有正常的精液量（>1.5 ml）和pH（>7.2），精浆生化一般正常，多数患者睾丸体积偏小，血清FSH增高。部分患者存在染色体核型异常和Y染色体微缺失。

也有少部分 NOA 患者，同时存在精道梗阻。

　　非梗阻性无精子症虽然睾丸生精功能衰竭，但由于睾丸内生精小管精子发生状况的不均一性，仍有部分患者睾丸内存在少量生精灶。

二、病因和分类

　　引起睾丸生精功能衰竭的因素较多，对于非梗阻性无精子症，根据下丘脑和垂体功能有无异常，可分为高促性腺激素性无精子症与低促性腺激素性无精子症；根据能否发现病因，又分为特发性 NOA 和非特发性 NOA。多数患者很难明确 NOA 的病因，属于特发性 NOA，虽然目前无法明确病因，但这些患者可能存在与生精相关的基因缺失或突变。非特发性 NOA 可由先天性因素及继发性（后天获得性）因素所致。下面简要列举非特发性 NOA 的常见病因：

（一）先天性因素

1. 遗传学因素

　　睾丸精子的发生有赖于众多睾丸特定基因对于精原细胞减数分裂的调控，很多基因的异常可影响睾丸生精功能。在低生育力男性中，染色体结构或数量异常的比例是普通男性的 10 倍，而在非梗阻性无精子症或重度少精子症中，有 11%~14% 患者存在染色体的异常，引起 NOA 常见的染色体异常包括：克氏综合征（46,XXY），男性 XX 综合征（46,XX）等，部分克氏综合征患者睾丸内仍可能存在少量的生精灶；此外，Y 染色体长臂的 AZF 区域的微缺失，也可引起睾丸生精异常并导致 NOA。Y 染色体微缺失一般包括 AZFa 区、AZFb 区、AZFc 区缺失以及以上区域的联合缺失。完全性 AZFa 区或 AZFb 区缺失患者，睾丸内残留有生精灶的几率接近于零，AZFa 区缺失的患者通常睾丸病理类型比 AZFb 区缺失的患者更严重。近些年的研究发现很多基因和精子的发生存在关系，这些基因的异常表达及突变均可导致 NOA，未来对于非梗阻性无精子症的遗传学基础认识不断提高，可能会明确更多特发性 NOA 的病因。

2. 睾丸发育异常

睾丸发育异常导致睾丸生精功能异常，如先天性无睾症、隐睾等均可引起非梗阻性无精症。其中，隐睾是最常见的先天性因素之一，在足月男婴中发病率在 1%~4%，在未治疗的隐睾患者中，单侧隐睾发生无精子症的概率为 13%，而双侧隐睾发生无精子症的概率高达 89%。此外，在睾丸下降固定术中不慎损伤睾丸，也是很多隐睾患者发展成无精子症的原因。

3. 内分泌因素

内分泌异常是引起睾丸生精功能障碍的原因之一，下丘脑 - 垂体 - 睾丸性腺轴的异常，可以引起生精功能障碍并可致无精子症。在不育男性中的发病率不到 1%，包括低促性腺激素性性腺功能减退（Hypogonadotropic hypogonadism，HH）、高泌乳素血症、内源性雄激素过表达、雌激素、糖皮质激素过量、甲状腺功能异常等。其中先天性因素导致的 HH 包括：Kallmann 综合征、Prader-Willi 综合征、Laurence-Moon 综合征等。

（二）继发性因素

继发于后天获得性因素所致的无精子症。

1. 精索静脉曲张

精索静脉曲张可能影响睾丸生精功能，但其机制尚不是非常明确。目前认为曲张的静脉使静脉回流受阻，进而使阴囊温度增高。此外，肾脏及肾上腺的代谢产物反流、血流的减少、缺氧等都可能是精索静脉曲张导致睾丸生精功能异常的机制。大约有 5% 的 NOA 患者中合并精索静脉曲张，然而精索静脉曲张在 NOA 发病机制中的作用尚不明确，很多 NOA 患者可能同时存在多个引起睾丸生精功能异常的因素。

2. 肿瘤

睾丸肿瘤破坏了睾丸内结构及生精环境，并影响了下丘脑 - 垂体 - 睾丸性腺轴对正常精子发生的调控。此外，垂体的肿瘤因影响了脑垂体促性腺激素的正常分泌，进而可影响精子生成。睾丸及垂体肿瘤的内外科治疗，也可能影响到精子发生的正常调控，影响精子的生成。

3. 睾丸扭转

睾丸扭转可引起睾丸缺血性损伤，损伤程度与缺血程度和持续时间有关，必要时需要手术切除坏死的睾丸。有研究认为一侧睾丸扭转亦可能引起对侧睾丸发生组织学变化。睾丸扭转后睾丸缺血性损伤、睾丸萎缩、手术切除睾丸均是导致无精子症的常见原因。

4. 药物及毒素

对睾丸生精功能有影响的药物或毒素，可能导致无精子症，如：棉籽油、环境化学毒素、生殖毒性药物如化疗药物等。药物及毒素对于睾丸生精功能的影响与剂量和作用时间有较大关系，脱离药物及毒素后，有些患者的生精功能可能会恢复。

5. 感染炎症

生殖道及睾丸的感染，破坏了睾丸生精的内环境，炎症反应可破坏睾丸生精细胞，并可引起睾丸萎缩，如：腮腺炎性睾丸炎、附睾睾丸炎后的睾丸萎缩等。

6. 创伤

睾丸外伤可致睾丸内部结构及血供受损、睾丸内血肿形成，并可引起睾丸纤维化、萎缩。并可因激发异常的免疫反应致生精功能受损。

7. 医源性因素

医源性因素所致的睾丸生精功能受损，可能导致无精子症。如反复的睾丸取精手术，可造成睾丸血供受损、睾丸血肿形成，并可引起睾丸萎缩，影响睾丸生精功能。此外，腹股沟区的手术致精索血管的损伤，亦可导致睾丸缺血性萎缩，如：精索静脉结扎术中损伤睾丸动脉等。

8. 环境危害

如射线（X 线、核辐射等），长期高温工作环境、长期蒸桑拿等均可能损伤生精细胞。但高温对于睾丸生精功能的影响，证据尚不充分。

9. 全身系统性疾病

如肝硬化、肾衰竭等全身系统性疾病，可能因人体主要脏器的功能异常，进而影响到睾丸生精功能。

综上所述，非梗阻性无精子症患者的睾丸生精功能严重受损，其与重度少精子症的致病机制相似，在一定条件下可以相互转化；多次精液分析（至少 3 次以上）对于诊断非梗阻性无精子症是非常重要的，而且每次务必离心检测，对沉淀物再次规范检测。多种病因均可能影响睾丸生精功能，进而导致 NOA，但很多非梗阻性无精子症患者的病因仍不明确，未来对于非梗阻性无精子症的遗传学基础认识不断提高，将有利于进一步对非梗阻性无精子症进行分类，并有利于指导 NOA 的治疗。

（周梁　平萍　李铮）

第五章　遗传性因素所致非梗阻性无精子症及其诊断

本章要点

1. 引起 NOA 的遗传学病因主要有：①染色体数量及结构的改变；②Y 染色体微缺失；③基因突变；④遗传多态性；⑤表观遗传学改变。

2. 在染色体数量和结构异常中，染色体数量异常占绝大多数，且 80% 为性染色体异常。性染色体异常主要为 Y 染色体异常，Y 染色体数量及结构的异常，可导致睾丸发育不全、精子生成障碍甚至性发育畸形，在临床上可有不同程度的表现，以 NOA 最为常见，少数患者为严重少精子症。

3. 常见的染色体数量及结构异常有：克氏征，46,XX 性发育异常综合征（DSD），45,XY，rob（14；22），45,X/46,XY，Y 染色体的双着丝粒、环形或易位异常，以及二体性、二倍性及非整倍性的增加。

4. 与睾丸分化、精子发生、生精细胞增殖和凋亡相关的基因可表达各种酶、受体、细胞凋亡因子、转录调节因子等，这些基因的突变可导致 NOA。已报道的与 NOA 相关的基因突变有：TEX11、SYCE1、RHOXF2、肾母细胞瘤基因（Wt1）、泛素特异性蛋白酶（USP）26、雄激素受体（AR）、类胰岛素因子 3（INSL3）、富含亮氨酸重复子的 G 蛋白耦联受体 8（LGR8）、Y 染色体上 RNA 结合基序（RBMY）、促性腺素调节的睾丸 RNA 解旋酶（GRTH/Ddx25）以及 SCP3 等。

5. 与 NOA 相关的多态性基因有：HIWI、AR 基因（CAG）n、亚甲基四氢叶酸还原酶（MTHFR）、谷胱甘肽还原酶（GST）、人类白细胞抗原（HLA）、FSH 受体（FSHR）、糖皮质激素受体基因（NR3C1）、泛素特异性蛋白酶（USP）、精子发生和卵子发生特异性碱性螺旋 - 环 - 螺旋 1（SOHLH1）基因和 SOHLH2 基因、环指蛋白 8（RNF8）、TP53、鱼精蛋白（PRM1 和 PRM2）、CFTR、细胞色素 P4501A1（CYP1A1）、Paraoxanase（PON）、Hormad2、ADP 核糖基转移酶 3 基因（ART3）等。

6. 精子发生过程中表观遗传信息发生较大变化，主要包括 DNA 甲基化、组蛋白修饰、非编码 RNA 调控和基因印记四个方面。若精子发生过程中出现生精细胞表观遗传修饰异常，会导致精子发生障碍。

7. 克氏综合征是男性不育中最常见的遗传性疾病，在无精子症患者中约占 13%。克氏征典型染色体核型为 47,XXY，主要源于母源性或父源性减数分裂时的性染色体不分离。克氏征患者通常表现为身材瘦长、体力较差、第二性征发育不良，阴茎发育不良，睾丸小或隐睾。患者体征呈女性化倾向。精液常规分析绝大多数为无精子症、严重少精子症、隐匿精子症。治疗方法主要有雄激素替代治疗、心理治疗、外科治疗和辅助生殖治疗。

8. AZF 基因包含 3 个区域，不同的 Y 染色体微缺失类型导致不同程度的生精障碍。AZFa 区缺失患者几乎均表现为完全的唯支持细胞综合征（SCOS）以及无精子症；AZFb 区缺失患者临床表现可从 SCOS 到少精子症；AZFc 区缺失最常见，临床表现和组织学表型多样，可从无精子症到正常精液参数。

9. 我国男性不育症患者 Y 染色体微缺失分子筛查适应证为：①非梗阻性无精子症患者取精术前。②严重少精子症患者（精子浓度小于 5×10^6/ml）药物治疗前。③严重少精子症患者（如精索静脉曲张）手术前；或实施 ICSI 生育子代前。④有 Y 染色体微缺失家族遗传背景的患者。

10. Y 染色体微缺失的检测位点包括：AZFa 区域的 sY84 和 sY86，AZFb 区域的 sY127 和 sY134，以及 AZFc 区域的 sY254 和 sY255。每次检测中均应带有阳性对照、阴性对照、空白对照及内对照，以确保检测结果的准确性。

11. Y 染色体微缺失的检测技术主要有多重定性 PCR 法、荧光原位杂交、基因芯片及单核苷酸变异（SNV）分析等。

第一节　影响精子发生过程的遗传学因素

精子发生过程受诸多有序表达的基因控制。任何影响上述精子发生过程的因素，即精子发生过程障碍，均可能导致 NOA。其中遗传学因素约占 30%。

引起 NOA 的遗传学病因主要有：①染色体数量及结构的改变；② Y 染色体微缺失；③基因突变；④遗传多态性；⑤表观遗传学改变。其中 Klinefelter 综合征（克氏征）和 Y 染色体微缺失最为常见。现对导致精子发生障碍的遗传学因素简述如下。

一、染色体数量及结构的改变

染色体数量和结构的改变是 NOA 最常见的原因。不同地区报道的 NOA 患者的染色体异常率不同，中国东北地区约为 17.28%。染色体数量和结构的改变可影响相关基因的功能，进而影响精子的正常发生。在染色体数量和结构异常中，染色体数量异常占绝大多数，而结构异常发生率相对较低。而且，NOA 患者的染色体异常中，80% 为性染色体异常，19% 为常染色体异常，也有少数为性染色体和常染色体同时异常。性染色体异常主要为 Y 染色体异常，Y 染色体数量及结构的异常，可导致睾丸发育不全、精子生成障碍甚至性发育畸形，在临床上可有不同程度的表现，以 NOA 最为常见，少数患者为严重少精子症。一些常染色体上也有许多影响精子生成的基因，当易位造成基因断裂或缺失时亦可导致 NOA 或严重少精子症。

已报道的染色体数量及结构异常有：

（一）克氏征

为临床最常见的染色体异常。其中 90% 为 47,XXY，10% 为 47,XXY/

46,XY 嵌合型。克氏征出现无精子的现象,与 X 染色体上参与性别决定的基因剂量增加,进而影响性别决定"调控串模式"的协调表达有关。有关克氏征的具体内容见本章第二节。

(二)46,XX 性发育异常综合征(DSD)

是一种罕见的男性不育遗传病,发病率约为 1:20000。按发育情况可以将 46,XX DSD 分为 3 种表型:生殖器正常男性、性腺发育不良男性和男女性腺共同发育的男性。46,XX DSD 男性患者临床表现为睾丸体积小、身材矮小和决定精子发生的 AZFa、AZFb、AZFc 区域缺失。此疾病发生最可能的原因是 Y 染色体上决定性腺发育的 SRY 基因易位,促使男性性腺的发育。但有 10% 的 46,XX 男性患者未携带 SRY 基因,仍表现出不同程度的男性化,此类性反转患者如何发育出男性性腺,目前有 3 种可能的机制:性腺组织上 SRY 基因的镶嵌现象;存在于常染色体或 X 染色体上抑制男性性腺发育的基因突变,激活了促男性性腺发育的通路;SRY 基因下游通路中的其他性别决定基因表达量改变。

(三)45,XY,rob(14;22)

为 Sobotka 等报道的 1 例 NOA 男性,此罗伯特易位导致染色体联会延迟以及不同程度的三价不联会,且与性染色体相关。患者 5.83% 的睾丸精子染色体异常,且二体和二倍体精子增加。

(四)45,X/46,XY

为混合性腺发育不良,患者睾丸内可找到精子行 ICSI 治疗。

(五)Y 染色体的双着丝粒、环形或易位异常

其与 NOA 密切相关报告 2 例 NOA 患者出现 r(Y),核型分别为 45,X/46,X,r(Y)(p11q11)和 46,X,r(Y)(p11q11),2 例 Yp 断裂点均在拟常染色体区域,均有广泛的 AZF 缺失。Sun 等报道 1 例 NOA 患者的 Y 染色体和 1 号染色体易位,且其重组活动显著降低,1/5 的联会复合体没有 MLH1 位点,表现为较高比例的未配对区和联会复合体中断。易

位可能沉默了减数分裂进展必需的基因，从而引起减数分裂配对和重组缺陷。

（六）二体性、二倍性及非整倍性的增加

为 NOA 患者最常见、最复杂的异常，主要原因为精母细胞减数分裂中的同源染色体重组异常所致。Vozdova 等用多色荧光原位杂交（FISH）检测 17 例 NOA 患者的染色体二体性和二倍性，发现 NOA 患者睾丸精子中总二体性（2.32% vs 0.62%）和二倍性（0.80% vs 0.29%）显著高于对照组，尤以染色体 15、Y、13、16 和 21 的二体性频率增加显著，其由减数分裂 I 期错误引起。Sun 等发现 NOA 患者的粗线期精母细胞重组频率降低，精子染色体 21、XX 和 YY 的二体性显著增加，其可能与减数分裂细胞没有 MLH1 位点相关。NOA 男性的非整倍体率（11.4%）显著高于梗阻性无精子症（OA）患者的附睾精子（1.8%）和正常精液精子（1.5%），且性染色体有最高的非整倍体发生率（12%）。

染色体数量异常还包括嵌合性 47,XXY/49,XXXXY、47,XYY 等。另外，一些 NOA 患者可见复杂的染色体重排（CCRs）。Salahshourifar 等报道 1 例 NOA 患者，核型为 46,XY，t（3；16；8）（p26；q13；q21.2）；Sills 等报告 1 例 NOA 患者，核型为 46,XY，t（9；13；14）（p22：q21.2；p13），而 Y 染色体没有微缺失。

二、Y 染色体微缺失

人类 Y 染色体在男性生育中起不可缺少的作用，因为其含有许多与精子发生和男性发育相关的关键基因。因此，任何影响 Y 染色体基因表达的基因变异或表观修饰均可导致男性不育。多年研究发现，男性特有的 Y 染色体上存在一个关键的与生育相关的因子的区域，称为 AZF 区。目前认为在 AZF 区上存在三个精子发生亚区（AZFa、AZFb、AZFc），各亚区包含的位点在男性生殖细胞发育的不同时期起着不同的作用，这些位点的缺失可致患者表现为少、弱精子症或无精子症，从而导致不育。

一般认为，Y 染色体的近端缺失（涉及 AZFa 和 AZFb），表现以唯支持细胞综合征（SCO）为主的严重生精障碍；Y 染色体的远端缺失（涉及 ZFc），可残留岛状的生精正常区域。Y 染色体微缺失的发生率随患者选择标准、人群组成和诊断策略的不同而显著不同。有关 Y 染色体微缺失的具体内容见本章第三节。

三、基因突变

与睾丸分化、精子发生、生精细胞增殖和凋亡相关的基因均是精子发生障碍的候选基因，这些基因可表达各种酶、受体、细胞凋亡因子、转录调节因子等，这些基因的遗传易感性和周围环境的共同作用可导致 NOA。

已报道的与 NOA 相关的基因突变有：

（一）TEX11

TEX11 为一种 X 连锁的减数分裂特异基因，可促进减数分裂重组和染色体联会，而广泛的基因组重组是基因组稳定、进化和物种形成所必需的。Yang 等发现，TEX11 突变，包括移码突变和剪接受体位点突变，可引起 NOA，且 V748A 突变为潜在的不育等位基因。

（二）SYCE1

Maor-Sagie 等首次报道了 NOA 的常染色体隐性遗传方式。一伊朗家族亲兄弟均为 NOA，均为 SYCE1 基因纯合剪接位点突变。SYCE1 编码联会复合体蛋白，其在减数分裂期间起作用。患者的睾丸组织未能检测出 SYCE1，且精母细胞成熟障碍。

（三）RHOXF2

属于 RHOX 家族，位于 Xq24，在睾丸特异表达。其含 4 个外显子，编码含 288 个氨基酸的转录因子。Frainais 等报道 2 例精子发生障碍患者，其 RHOXF2 基因存在鸟嘌呤（G）插入突变。

（四）肾母细胞瘤基因（Wt1）

Wt1 特异表达于支持细胞，对支持细胞极性维持是必需的，且可促进精子发生。Wt1 的缺乏导致大量生殖细胞死亡，且血睾屏障（BTB）被破坏。Wang 等在 529 例 NOA 患者中检测出 6 例 Wt1 的错义突变，提示 Wt1 突变为 NOA 的原因之一。

（五）泛素特异性蛋白酶（USP）26 基因

USP26 基因对男性生殖很重要，其突变可导致氨基酸发生改变，从而引起不育。10.6% 的 NOA 患者中可检出 USP26 基因突变，而生育男性未检出任何突变。其中，最多见的突变为 $1090C \rightarrow T$，占 3.3%；其次为 363insACA 和 $494T \rightarrow C$；$1423C \rightarrow T$ 突变率最低，占 1.9%。USP26 基因突变亦可导致睾丸体积和睾酮浓度降低。

（六）雄激素受体（AR）

AR 基因突变可引起雄激素不敏感综合征和生精功能障碍。

（七）类胰岛素因子 3（INSL3）和富含亮氨酸重复子的 G 蛋白耦联受体 8（LGR8）

INSL3 和 LGR8 突变均与睾丸下降异常和隐睾相关。

（八）Y 染色体上 RNA 结合基序（RBMY）

Tsujimura 等调查了 RBMY 的常染色体 9 上的同源物（RBMXL9）和 X 染色体同源物（RBMX）与 NOA 的关系，发现 NOA 患者 RBMX 内及周围有 SHGC31764 和 DXS7491 的缺失，RBMXL9 附近的 9 个微卫星标志物中 D9S319 在 NOA 患者少见，而 D9S1853 在 NOA 患者更常见，提示 RBMX 缺失和 RBMXL9 的变异可能与 NOA 相关。

（九）促性腺素调节的睾丸 RNA 解旋酶（GRTH/Ddx25）

研究显示，GRTH/Ddx25 的突变在 NOA 患者显著增加，外显子 8 的杂合错义突变 Arg（242）His 在 SCO 患者占 5.8%，而正常对照者为 1%。NOA 患者还可见该基因外显子 11 的突变。该基因的突变导致蛋白变异，进而导致蛋白磷酸化缺乏，继而影响精子发生。

另外，联会复合体（SC）的基因变异如 SCP3，亦为 NOA 的常见原因之一。因为，SC 为减数分裂特异的超分子蛋白质结构，在减数分裂 I 期同源染色体的浓集、配对、重组和分离中起关键作用，而由于遗传突变导致的 SC 的异常可直接诱导精子发生障碍。

四、基因多态性

基因多态性是男性不育的遗传学研究的热点之一，其有助于解释不育的病理发生机制。近年来，基因测序技术、GWAS（Genome-wide association studies）技术以及 Meta 分析评估，发现众多基因的多态性与 NOA 相关。具体表现如下：

（一）HIWI 基因

PIWI 相互作用 RNA（piRNA）路径在转座子沉默、减数分裂进展、精子发生和生殖细胞维持中起必不可少的作用，而 HIWI 基因对 piRNA 生物合成和功能很关键。因此，HIWI 基因多态性对精子发生缺陷起作用，并且可能是 NOA 的风险因子。Kamaliyan 等报道，HIWI2 基因的 3′未翻译区（UTR）中的 rs508485 与伊朗男性的 NOA 风险增加有关（P=0.035，OR=2.00，95%CI：1.04~3.86）。

（二）雄激素受体（AR）基因（CAG）n

在 AR 基因外显子 1 内存在 CAG 重复序列，对 33 篇文献的 meta 分析表明，男性不育患者的 CAG 长度大于正常生育者。

（三）亚甲基四氢叶酸还原酶（MTHFR）

叶酸在体内合成及代谢所涉及的酶主要有亚甲基四氢叶酸还原酶（Methylene tetrahydrofolate reductase，MTHFR）、蛋氨酸合成酶（Methionine synthase，MS）、蛋氨酸合成酶还原酶（Methionine synthase reductase，MTRR）和胸腺嘧啶核苷酸合成酶（Thymidylate synthase，TYMS）。这些酶的编码基因上存在众多的单核苷酸多态性，基因调控区和编码区的单核苷酸多态性可能会通过改变酶活性而影响叶酸在体内的合成，进而影响 DNA 的合成和 DNA 的甲基化，从而影响精子发生。目前已报道的 MTHFR 基因 C677T、A1298C 多态性与生精功能下降显著相关，但也有"未见相关性"的报道。Lee 等的调查显示，MTHFR C677T、MS A2756G 和 MTRR A66G 基因型与不育独立相关，每种单核苷酸多态性（SNP）对精子发生期间叶酸循环均有不同影响。

（四）谷胱甘肽还原酶（GST）

GST 主要存在于肝脏，亦微量存在于睾丸，其可降低体内活性氧水平，而高水平的活性氧会导致精子发生障碍。对 GSTM1 和 GSTT1 的 meta 分析表明，GSTM1 的无效基因型与特发性男性不育相关，GSTT1 无效基因型则与精子浓度相关。

（五）人类白细胞抗原（HLA）

目前的 meta 分析已显示，HLA 区的三个位点 rs3129878、rs498422 和 rs7194 与 NOA 显著相关（OR 分别为 2.2586、1.4013 和 1.2626），为 NOA 的危险因素，可作为男性不育的诊断指标。Jinam 等亦发现 HLA-DPB1*0401（OR=2.52）、DRB1*1302（OR=1.97）、DQB1*0604（OR=1.91）与 NOA 显著相关，且这些位点相互连锁不平衡。进一步研究显示，DPB1*0401 与 NOA 独立相关，而 DQB1*0604 等位基因可能在 NOA 致病中起决定作用。

（六）FSH 受体（FSHR）

Gharesi-Fard 等发现 FSHR A919G 的 AA 基因型和 A 等位基因在 NOA 患者少见（P= 0.001），其可导致血清 FSH 水平升高，增加 NOA 的易感性。

（七）糖皮质激素受体基因（NR3C1）

Chihara 等研究发现，NOA 患者的 NR3C1 rs852977 G 等位基因频率显著高于正常对照组（OR=3.20，95%CI：2.40~4.26），为 NOA 患者的遗传易感标志，但其影响糖皮质激素信号途径进而导致不育的机制有待进一步研究。

（八）泛素特异性蛋白酶（USP）基因

丁敏等发现，USP8 的 SNP（rs2241769、rs11857513、rs7174015 及 rs3743044）与男性不育不相关，但连锁不平衡分析和单倍型组成分析显示，单倍型 CAAG 的频率分布在 NOA 和正常对照组间有显著差异（P=0.021），提示单倍型 CAAG 可能是 NOA 风险的下调因子。Lee 等对 USP26 基因的整个编码区进行序列分析，发现 NOA 患者的 5 个 SNP 的等位基因频率（370~371insACA，494T>C，576G>A，ss6202791C>T，1737G>A）显著高于正常对照组。不育男性的主要单倍型为 TACCGA（28%）、TGCCGA（15%）、TACCAA（8%）、TGCCAA（6%）、TATCAA（5%）和 CATCAA（5%）；对照男性的主要单倍型为 TACCGA（58%）、CACCGA（7%）、CATCGA（6%）和 TGCCGA（5%）。单倍型 TGCCGA、TATCAA、CATCAA、CATCGC、TACCAA 和 TGCCAA 在精子发生缺陷患者过度传递，而单倍型 TACCGA、CACCGA 和 CATCGA 传递不足。提示，一些 USP26 等位基因和单倍型与台湾汉族男性精子发生缺陷相关。

（九）精子发生和卵子发生特异性碱性螺旋 - 环 - 螺旋 1（SOHLH1）基因和 SOHLH2 基因

其在精卵发生中起必要的作用。Song 等调查了 SOHLH1 和 SOHLH2 的 7 个 SNP，发现 SOHLH2 的 SNPs rs1328626 和 rs6563386 的多态性为中国人群 NOA 的遗传风险因子，而 rs1328641 的基因型分布显著与 NOA 患者的睾丸体积相关，即 rs1328641 的 SNP 可能影响 NOA 患者的睾丸发育。

（十）环指蛋白 8（RNF8）

为与精子发生相关的候选基因。Zhang 等的调查结果显示，RNF8 的 rs104669 与 rs195432 有较强的连锁不平衡，且两个 SNP 的单倍型分析提示，单倍型 AC 降低 NOA 风险，而单倍型 TC 显著增加 NOA 风险。而且，RNF8 变异体 rs195432（C/A，P=0.030）、rs195434（T/C，P=0.025）和 rs2284922（T/C，P=0.034）与睾丸体积较小相关。

（十一）TP53

Jin 等证实 TP53 基因的 rs1042522 多态性 Arg72Pro 为 NOA 的风险因子，NOA 患者的 Arg 等位基因有显著高的发生率（OR=1.502，95%CI：1.177~1.917），提示精子发生路径中的 TP53 基因的 Arg72Pro 多态性可能与中国东南地区男性不育相关。

（十二）鱼精蛋白（PRM1 和 PRM2）基因

鱼精蛋白在精子核内 DNA 包装中起重要作用。He 等研究发现，PRM1 变异体 rs35576928（p.R34S）与严重少精子症显著相关。单倍型分析揭示，单倍型 TACCGGC 对少精子症的发生起显著保护效应，而单倍型 TACCTGC 与严重少精子症的风险强烈相关。PRM1 蛋白表达的降低可导致严重的精子发生障碍进而导致不育。

（十三）CFTR 基因

Yu 等研究及 meta 分析发现，NOA 患者的 CFTR 基因的 IVS8 c.1210-12T［5_9］和邻近的 c.1210-35_1210-12GT［8_12］基因的 T［5］等位基因和 T［5］+GT［12］复合等位基因的频率显著高于正常生育者，提示其为 NOA 患者的高危易感基因。

（十四）细胞色素 P4501A1（CYP1A1）

细胞色素 P450 为一类亚铁血红素 - 硫醇盐蛋白的超家族，它参与内源性物质和外源性物质如药物、环境化合物等的代谢，为生物活化多环芳烃（PAHs）的关键酶。PAHs 具有生殖毒性，其进入体内后与 DNA 形成加合物，而这些加合物对减数分裂过程有不良影响。因此，CYP1A1 对精子发生很重要。Meta 分析表明，CYP1A1 rs4646903 多态性与男性不育相关调查发现，CYP1A1*2A 和 CYP1A1*2C 的 C-A 单体型比 T-A 单体型有显著增加的 NOA 风险，且两者有协同效应。

（十五）Paraoxanase（PON）

Volk 等发现 PON1-55M 基因型和等位基因可能是斯洛文尼亚人不育风险因素。

（十六）Hormad2

Song 等研究发现，Hormad2 的 rs718772 的基因型分布在 NOA 组的平均大睾丸体积（≥ 10 ml）与小睾丸体积组间有显著不同，其可能与 NOA 患者的睾丸发育相关。

（十七）ADP 核糖基转移酶 3 基因（ART3）

Okada 等报道，ART3 的 SNP25（rs6836703，P=0.0025）与 NOA 相关。

另外，Meta 分析发现，1p13.3 的 PRMT6 rs12097821、12p12.1 的 SOX5 rs10842262 和 1p36.32 的 PEX10 rs2477686 与中国汉族人群 NOA 相关，但没有叠加效应；Zhang 等调查了 361 例 NOA 和 368 例正常对照中国汉族人群的精子发生相关基因 USF1、GTF2A1L 和 OR2W3 的 9 个 SNP，发现 USF1 的变异体 rs2516838 为 NOA 的易感基因（P=0.020，OR=1.436），USF1 的变异体 rs1556259、rs2516838 和 rs2774276 的单倍型 TCG 增加 NOA 风险（P=0.019，OR=1.436），而 OR2W3 的 rs11204546 基因型和 GTF2A1L 的 rs11677854 基因型与 FSH 水平相关，其可作为 NOA 患者治疗的预测指标；10q25.3（rs7099208）和 6p12.2（rs13206743）、CHD2 的 rs1406714、GNAO1 的 rs2126986 和 BCL2 的 rs7226979 均被报道与中国汉族男性的 NOA 相关，其中 rs1406714 与 NOA 降低的风险相关，而 rs2126986 和 rs7226979 与 NOA 增加的风险相关。

五、表观遗传学改变

表观遗传学是研究 DNA 序列未发生变化但表型发生可遗传改变的一门学科。精子发生过程中表观遗传信息发生较大变化，主要包括 DNA 甲基化、组蛋白修饰、非编码 RNA 调控和基因印记四个方面。若精子发生过程中出现生精细胞表观遗传修饰异常，会导致精子发生障碍。

（一）DNA 甲基化

DNA 甲基化是表观遗传功能调控中最主要的修饰方式。DNA 甲基化是在 DNA 甲基转移酶（Dnmt）的催化下，以 S- 腺苷甲硫氨酸（SAM）为甲基供体，将胞嘧啶转变为 5- 甲基胞嘧啶的反应。Dnmt 主要包括 Dnmt1、Dnmt3a、Dnmt3b 和 Dnmt3L。Dnmt1 具有维持甲基化的作用，在细胞分裂过程中维持 DNA 复制时新生链的甲基化状态；Dnmt3a 和 Dnmt3b 具有重新催化甲基化的功能；Dnmt3L 与重新甲基化有关。

精子 DNA 甲基化贯穿精子发生的全过程，其有序恰当地完成是精子正常发生的保障。新生期的雄性大鼠暴露于双酚 A，Dnmts 的表达可降低，最终导致生育力低下；经密度梯度离心分离后获得的不育患者精子呈低甲基化水平，提示非印迹基因的甲基化可能是造成男性不育的机制之一。另有研究显示，精子发生过程中基因启动子的超甲基化状态可能是男性不育的原因，Khazamipour 等发现睾丸组织 MTHFR 基因启动子区的高甲基化状态在 NOA 患者为 53%，而 OA 者为 0%。MTHFR 参与叶酸代谢途径，可为 DNA 甲基化的供体提供原料。

精子 DNA 甲基化对单倍体雄性配子细胞核正常并在卵细胞质内触发正常胚胎发育的级联事件是必需的。在哺乳动物的发育过程中，精子经历了甲基化重建过程，即表观遗传重建：受精前精子 DNA 高度甲基化，受精后精核迅速第二次去甲基化，低甲基化状态一直维持到胚胎期。当胚胎发育到原肠胚时重新甲基化，甲基化水平逐渐恢复。甲基化水平变化最强烈的阶段为配子形成和早期胚胎发育阶段，如果在该阶段发生去甲基化不充分或者是过早的再甲基化，则会导致胚胎死亡及出生后各种遗传病的发生。

（二）组蛋白修饰

组蛋白的氨基酸残基可以发生多种修饰，包括乙酰化、甲基化、磷酸化、泛素化、ADP 核糖基化等。

组蛋白乙酰化主要是以核心组蛋白末端赖氨酸的氨基为底物，通过组蛋白乙酰化转移酶（HAT）和组蛋白脱乙酰化基酶（HDAC）来完成。组蛋白异常乙酰化能引起特定的基因转录模式发生改变和染色质异常重构。Song 等研究发现，HDAC1 的过表达可导致 miR-188-3p 启动子组蛋白乙酰化水平降低，进而上调人 MLH1 的表达，而 MLH1 在连续启动 DNA 错配的修复中起作用，故可促进生精细胞凋亡，进而导致 NOA。

另外，在精子形成过程中，染色体结构中的 90%~95% 的组蛋白被鱼精蛋白取代，这种非常规的取代是生精细胞特有的表观遗传学修饰。早期的组蛋白取代反应包括组蛋白变体的取代，这些变体是在精子形成过程中产生的，包括位于精子染色体端粒中的睾丸特异性的 H2B。人类分裂活跃的精原细胞和长形精子细胞中均存在大量超乙酰化的组蛋白，高度乙酰化促使核小体形成一个比较宽松的结构，随后被鱼精蛋白替换，而精原细胞和长形精子细胞又是组蛋白与鱼精蛋白发生转换的场所，说明乙酰化与组蛋白转换密切相关，而这正是精子发生过程必不可少的。

（三）非编码 RNA 调控

非编码 RNA 主要包括小干扰 RNA（siRNA）、微小 RNA（microRNA/miRNA）和与 piwi 蛋白相互作用的 piRNA。siRNA 和 miRNA 的研究较为透彻，主要是通过与靶 mRNA 结合，诱导其降解、阻止其翻译以及引起其衰变，从而调控相关基因的表达。一个 miRNA 可有多个目标 mRNA，一个 mRNA 也可具有多个 miRNA 的结合位点。近年来，通过 RT-PCR、基因芯片和测序技术检测到大量特异表达于小鼠和人睾丸组织及生殖细胞的 miRNA，其在精子发生过程中发挥重要的调控作用。例如，miR146、miR20、miR106a、miR184、miR221、miR222 等对精原干细胞的自我更新发挥调控作用；miR449 和 miR34b/c 在减数分裂起始后表达上调，通过调节靶基因 Notch1、Dazl、Bcl2、

ATF1 等促进生殖细胞的增殖分化。

miRNA 是一类长度约为 22 个核苷酸的非编码小分子 RNA，通过与细胞内的 mRNA 3' 端 UTR 相互作用在转录后水平上调节基因的表达。人精浆中含有丰富而稳定的 miRNA，其中一些与 NOA 相关。例如，NOA 患者精浆中的 miR-34c-5p、miR-122、miR-146b-5p、miR-181a、miR-374b、miR-509-5p 和 miR-513a-5p 水平显著低于正常生育男性和弱精子症患者，提示其与精子发生密切相关；而 NOA 患者精浆中的 miR-19b 和 let-7a 水平显著高于正常生育男性，且其过表达后会诱导细胞凋亡，提示这两种 miRNA 导致的细胞凋亡可能是 NOA 患者精子发生障碍的潜在原因。另有研究显示，NOA 患者精浆中 miR-141、miR-429 和 miR-7-1-3p 表达水平显著高于正常生育男性，且其基因的甲基化水平与 miRNA 水平呈负相关，提示这些 miRNA 水平的上调可能由其基因的甲基化水平降低所致。这些 miRNA 不仅可作为 NOA 的特异诊断标志物，还可进一步调节其他蛋白的表达，如 miR-141 可以下调 Cb1 和 Tgfβ2 蛋白的表达，miR-7-1-3p 可以调控 Rb1 和 Pik3r3 的表达。

piRNAs 与 piwi 蛋白相互作用形成复合物 piRC，其可调控基因转录沉默，即该复合物通过基因转录后调节，抑制与精子发生异常相关的基因表达，从而实现对精子发生过程的调控功能。哺乳动物的 piwi 亚家族蛋白 Miwi、Miwi2、Mili 蛋白表达于生殖细胞中后期，在 Miwi 缺失的小鼠中，精子发生停留在圆形精子阶段；在 Mili 敲除的小鼠中，精子发生停留在粗线期精母细胞阶段，提示 piwi 亚家族蛋白为小鼠精子发生所必需。另外，一些 piRNAs 在精子发生过程中可抑制移动转座子的激活，如果缺乏这些 piRNAs，亦可导致精子发生障碍。

（四）基因印记

为等位基因依赖双亲性别表达的不符合孟德尔遗传定律的特殊遗传现象，即某些基因呈单等位基因表达，并且父源或母源等位基因通过某种基因修饰机制，特异性抑制另一母源或父源染色体等位基因表达。精子的印记建立于配子形成期，并持续到出生后，其中任何一个环节出现错误都可能导致胚胎发育异常。有研究表明，NOA 患者的精子甲基化印迹基因

H19 和胚胎中父源表达基因／中胚层特异转录基因均存在印迹基因甲基化的缺陷。

另外，表观遗传调节物基因的遗传缺陷与精子发生障碍潜在相关。Li 等发现 NOA 患者的精子发生关键表观遗传调节物质基因，如 BRWD1、DNMT1、DNMT3B、RNF17、UBR2、USP1 和 USP26，其变异体频率显著高于正常对照组（22.5% vs 13.7%）。而且，低频率变异体的积累亦可见于其他表观遗传基因，如 bromodomain 睾丸特异（BRDT）基因和 MTHFR。

综上所述，目前已经报道的 NOA 的遗传性因素较多，随着测序技术的广泛应用，更多遗传因素将被揭示。事实上，仍有许多导致 NOA 的遗传基因尚未确定，特别是低频率（0.5%~5%）和少见的变异［次要的等位基因频率（MAF）<0.5%］。没有 GWAS 意义的 SNP 也可能为疾病相关基因提供线索，因为较少位点达到 GWAS 意义，可能是遗传异质性结果，而多阶段验证可能导致假阴性结果。Ni 等评价了中国汉族人群 NOA 发生中低频率和稀有生殖细胞变异，鉴定出三个低频率变异：6p22.2（HIST1H1E 中的 rs2298090，编码 p.Lys152Arg），6p21.33（FKBPL 中的 rs200847762，编码 p.Pro137Leu）和 MSH5 中的 rs11754464。一些罕见的低频率的共同的遗传变异体可能是 NOA 的原因，通过深度的外显子测序，Lu 等发现 SIRPA 的 chr20.1902132 和 chr20.1902301 的罕见突变、SIRPG 的 rs1048055 和 rs2281807、SOX5 的 rs11046992 和 rs146039840 的共同突变为 NOA 易感基因，NOA 患者有显著低的 SIRPA 的 GA 杂合基因型，SIRPG 的 rs1048055 比 CC 基因型显著增加 NOA 风险。提示，GWAS 发现的 SIRPA 和 SIRPG 的蛋白编码的变异为 NOA 的独立风险等位基因。另外，GDA1（相当于人的 ENTPD6）为进入减数分裂前 S 期的关键基因，酵母模型筛查显示，其在减数分裂中的作用依赖鸟苷二磷酸酶活性，提示 ENTPD6 可能是新的减数分裂相关的 NOA 相关基因；X 连锁的糖皮质激素诱导的亮氨酸拉链（GILZ）基因对精原细胞存活、分化及减数分裂是必须的，其定位于人精原细胞和精母细胞，GILZ 的缺失导致 SCO，但其变异体并不是 NOA 的常见原因，GILZ 的累积等位基因频率小于 1%。

（陆金春）

第二节　克氏综合征

克氏综合征（Klinefelter syndrome）又称为 XXY 综合征、先天性睾丸发育不全综合征，是一种常见的性染色体异常疾病，是男性不育中最常见的遗传性疾病。

一、发病率

克氏综合征（克氏征）在新生男婴中发病率为 1/600~1/800，在不育男性中约占 3%，在无精子症患者中约占 13%。

约 10% 的克氏征在产前诊断中被确诊。约 25% 的克氏征患者因小睾丸、第二性征发育不良等临床表征在青春期被确诊。而仍有大部分克氏征患者没有被诊断、或没有及时诊断。

二、病因

克氏征典型染色体核型为 47,XXY（图5–1），约占 80%；约20% 的克氏征患者有高比例的非整倍体性，核型为 48,XXXY、49,XXXXY、47,XXY/46,XY 或带有其他结构异常的 X 染色体核型。克氏征常见核型及所占比例见表 5–1。

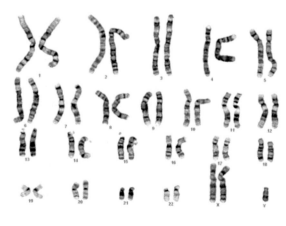

图 5–1　克氏综合征患者染色体核型 47,XXY

表 5-1　克氏综合征的常见核型及所占比例

核型	占比
47,XXY	80%~85%
47,XXY/46,XY	15%
48,XXXY；49,XXXXY；核型中带有结构异常 X 染色体	< 5%

47,XXY 核型产生于母源性或父源性减数分裂时的性染色体不分离。该病具有显著的母亲年龄效应，在高龄产妇产前诊断中 47,XXY 较常见，33 岁产妇 47,XXY 发生率约为 1/2500，43 岁产妇则升高至 1/300。

三、临床表现

（一）体格检查

克氏征患者出生时表现正常，但隐睾发生率高。青春期早期正常，青春期中期出现睾丸功能紊乱。成年克氏征患者通常表现为身材瘦长、体力较差、第二性征发育不良，阴茎发育不良，睾丸小或隐睾。患者体征呈女性化倾向，大部分人无喉结、无胡须、体毛稀少，阴毛呈女性分布、稀少或无毛，皮下脂肪丰富，皮肤细嫩，约 25% 的个体发育出女性乳房，其性情和体态趋向于女性特点。此外还可能有头围小、指距宽、耳畸形、骨骼异常等畸形。

（二）精液检查

克氏征患者精液常规分析绝大多数为无精子症、严重少精子症、隐匿精子症。经精液脱落细胞学分析，可检出较多的生精细胞。

（三）生殖内分泌

克氏征患者出生后 1 个月有一个睾酮分泌高峰，但在 8 月龄时睾酮水平显著降低（与同年龄段相比，可在正常范围下限水平），血清 FSH、LH、抑制素 B 水平正常。青春期前血清睾酮、FSH、LH、抑制素 B 水平在正常范围之内。青春期开始，血清睾酮保持在低于正常水平，FSH、

LH 显著增高，抑制素 B 水平显著降低。成年克氏征患者中 65%~85% 的血清睾酮水平低于正常，但也有一些患者在正常水平之内，FSH、LH 处于较高水平，血清 E2 和性激素结合球蛋白水平高于正常，抑制素 B 水平通常很低甚至无法检出。

（四）睾丸病理

克氏征患者婴儿期生殖细胞数量显著下降，但是睾丸生精小管及间质结构正常。青春期前精原细胞减少，支持细胞正常，间质细胞变性。青春期可见其生精小管变性（玻璃样变）、生殖细胞衰竭至逐渐消失、支持细胞变性、间质细胞增生。

成年克氏征患者睾丸组织病理学特点可归纳为：①精子发生进行性衰竭状态；②开始是生精细胞逐渐消失，支持细胞萎缩，而后是基膜增厚，最后是生精细胞和支持细胞均缺乏；③生精小管管腔增厚、缩小、透明变性；④肌样细胞膨胀、透明、变性；⑤仅有收缩功能的基膜消失，失去收缩功能；⑥生精小管最后变为收缩的胶原索（Collagenic cord）。

（五）超声检查

克氏征患者由于先天性睾丸发育不良，二维声像图显示双侧睾丸长径、容积测值较正常明显偏小，多数内部回声不均匀，可见不规则小片状回声不均质区，可呈高回声或低回声，低回声可能是大量生精小管透明样变性所致；高回声则可能为 Leydig 细胞等间质细胞增生所致；睾丸内多发微小结石则可能为生精小管上皮细胞脱落坏死，坏死细胞内钙盐沉积所致。

（六）运动、认知、行为功能障碍

克氏征患儿智商（IQ）一般低于正常儿童，特别是患儿的语言表达能力、理解能力、身体协调能力。成年克氏征患者 IQ 比正常男性平均低 10~15 分，IQ 变化范围比正常男性大，为 67~133 分。约 10%~34% 的克氏征患者有轻度到中度智力障碍，表现为语言能力低下、一些患者有神经分裂症倾向。在男性神经发育异常患者中本病的发生率约为 1/100，远高于一般人群的发病率。

四、诊断

染色体核型分析是克氏征诊断的金标准。细胞遗传学检测是克氏征确诊的首选技术。如果染色体核型分析发现可疑但无法确定 X 染色体或 Y 染色体时，可选择基因芯片拷贝数变异检测或染色体 FISH 检测进一步确定。

五、治疗

（一）雄激素替代治疗或者内分泌治疗

因雄激素的绝对不足，克氏征患者可以从 12~14 岁开始试用雄激素替代治疗，促进第二性征发育、心理和行为的发展，改善骨质疏松等。但直接采用雄激素治疗，目前也有争议。因为过早雄激素治疗会导致骨骺过早闭合，影响患者最后身高的发育。有研究发现，部分克氏征患者，其雄激素处于相对低水平，但第二性征并未受到影响。

近年有研究认为，对克氏征患者给予芳香化酶抑制剂或促性腺激素治疗，这对提高外科手术取精成功率，大有裨益。

（二）心理治疗

对于有语言和行为障碍的患者，在儿童期即应给予专门的辅导和训练，以改善他们的学习和社会适应能力。

（三）外科治疗

纠正女性体态，恢复男性体态，如乳房发育者可行整形术，行脂肪抽吸术纠正女性体态。

（四）辅助生殖治疗

大多数克氏征患者临床表现为无精子症，少数患者可表现为隐匿精子症或重度少精子症，有些嵌合比例低的个体甚至可以有几乎正常的精子发生，并有自然生育子代的报道。以往，克氏征患者多寻求供精人工授精（Artificial insemination with donor semen，AID）方式助孕。但随着辅助生殖技术的发展，克氏征患者可通过睾丸精子获取术（Testicular sperm extraction，TESE）和 ICSI 技术获得自己的后代。克氏征患者 TESE 成功率约为 42%，睾丸显微取精术成功率约为 57%，平均可达 50%。有研究表明，将通过 TESE 取出的睾丸精子进行 FISH 检测，发现约 90% 的精子为性染色体正常（23,X 或 23,Y），但这一数据远高于核型正常人群。获得精子后进行 ICSI，婴儿活产率约为 20%~46%。到目前为止，非嵌合型克氏征患者通过 TESE-ICSI 技术已获得近 200 个健康的孩子。

克氏征患者的生精细胞随年龄增长进行性退化，近年一些研究发现，冷冻保存克氏征患者青春期精液样本可以为患者提供生育力的保存，这些患者需要在青春期前开始补充睾酮。还有研究发现通过 TESE 从睾丸组织中获得单倍体生精细胞进行保存，可在体外培养成为成熟精子或晚期或长形精子时期。早期研究表明精子发生和减数分裂可以在体外进行，并有生成精子细胞的可能。然而，这种为男性保存生育力的方法仍在实验阶段。

（刘睿智）

第三节　Y 染色体微缺失

近年来，国内外的大量研究资料都显示 Y 染色体微缺失是造成男性无精子症和严重少精子症的重要原因之一。由于 AZF 基因包含 3 个区域，不同的 Y 染色体微缺失类型导致不同程度的生精障碍。AZFa 区缺失患者几乎均表现为完全的唯支持细胞综合征（Sertoli cell only syndrome，SCOS）以及无精子症；AZFb 区缺失患者临床表现可从 SCOS 到少精子症；AZFc 区缺失最常见，临床表现和组织学表型多样，可从正常精子到无精子症。对 Y 染色体微缺失进行检测，可为男性不育患者找出病因，又可为临床诊疗提供依据和指导。造成这种差异的原因主要与种族、被检测患者的选择标准和数量不同、标准化检测方法、操作及质控等的不同有关。

中国医师协会男科医师分会 2016 年组织专家对 Y 染色体微缺失与不育的关系撰写了诊疗指南，可供临床参考。

一、Y 染色体微缺失检测的临床适应证

（一）特发性无精子症和少精子症男性不育患者

Foresta 等总结了 1992~2000 年发表的关于 Y 染色体微缺失的文献，结果表明在男性不育患者中 Y 染色体微缺失平均发生率为 8.2%（401/4868），在正常生育男性中为 0.4%（12/2663）。在无精子症和严重少精子症（精子浓度 $<5 \times 10^6$/ml）患者中发生率为 10.5%（156/1491）；在精子浓度 $>5 \times 10^6$/ml 的精液异常的男性不育患者中发生率为 0.7%（3/416）；在拟行 ICS1 治疗的患者中发生率为 3.8%（32/850）。如果进一步以睾丸病理改变为基础，在睾丸生精功能严重低下的严重少精子症患者中 Y 染色体微缺失发生率为 24.7%（21/85）；在 SCOS 患者的发生率为 34.5%（19/55）。这些数据进一步支持这样的观点，即 Y 染色体微缺失可以造成精子数量的严重丢失甚至完全无精子，因此应该对无精子症和严重少精子症（精子浓度 $<5 \times 10^6$/ml）患者进行 Y 染色体微缺失的检测。

（二）隐睾患者

Foresta 等发现，在特发性男性不育患者和隐睾患者中 AZF 缺失率相近，且单侧隐睾患者 AZF 缺失率比双侧隐睾患者高，因此认为 AZF 微缺失与隐睾之间并无因果联系。

（三）反复流产的男性因素

有研究证实，Y 染色体微缺失与复发性自然流产之间有一定的相关性。Karaer 等对 43 例不明原因的习惯性流产夫妇中的男性 AZFc 附近 4 个位点进行了检测，结果显示缺失率为 16.3%，其中 10% 有 3 个及以上位点缺失。其发生的机制可能是影响胚胎发育过程中滋养叶细胞的功能，从而导致营养供应障碍，但对胚胎的形成无影响。但也有其他研究提出了不同的观点。Y 染色体微缺失与复发性自然流产之间的关系还需要大量的研究

进一步证实。

（四）采用辅助生殖技术的患者

ICSI 是在 IVF-ET 技术基础上发展起来的辅助生殖技术，通过单精子直接注入卵母细胞质内而实现受精，使男性不育患者有生育子代的可能。但国内外研究均表明，通过 ICSI 出生的男性子代是 Y 染色体微缺失的高危人群。不仅表现在 ICSI 男性子代会完全遗传亲代 Y 染色体微缺失，而且子代还会有缺失范围进一步扩大以及发生新的突变的可能。据统计通过ICSI 将遗传缺陷传给下一代的染色体缺失率为 9.4%~33 %。有遗传风险存在的情况下，在辅助生殖中应进行种植前遗传学诊断，尽量选择女婴，以切断遗传途径，减少后代遗传缺陷的发生几率。

参照 EAA/EMQN 发布的 2013 版 Y 染色体微缺失分子诊断共识，并结合中国目前的研究报道，推荐我国男性不育症患者 Y 染色体微缺失分子筛查适应证为：①非梗阻性无精子症患者取精术前。②严重少精子症患者（精子浓度小于 $5 \times 10^6/ml$）药物治疗前。③严重少精子症患者手术前，如精索静脉曲张；或实施 ICSI 生育子代前。④有 Y 染色体微缺失家族遗传背景的患者。

二、Y 染色体微缺失检测位点的选择

目前比较公认的与精子发生密切相关的基因包括 AZFa 区的 USP9Y [Ubiquitin-specific peptidase 9，USP9Y；以前称为 DFFRY（Dresophila fat facets related Y，DFFRY）] 和 DDX3Y（以前称为 DBY）基因、AZFb 区的 RBMY（RNA binding motif on the Y，RBMY）基因家族以及 AZFc 区的 DAZ（Deleted in azoospermia，DAZ）基因家族。

EAA/EMQN 在《Y 染色体微缺失的最佳实践操作指南》（2013 版）中推荐的基本引物意义及分析流程如下：

（一）AZFa

AZFa 缺失检测主要使用两个 STS 位点：sY84 和 sY86。这两个位点

位于 USPY9 和 DDX3Y 基因的上游匿名基因上。按照缺失发生机制和目前的经验，一旦检测到 sY84 和 sY86 都发生缺失，发生整个区域缺失的可能性非常高。但是又有研究发现 AZFa 区的部分缺失，部分缺失时表型没有完全缺失严重。

为了确定目前拓展的缺失类型（全部缺失／部分缺失），就必须采用额外的 STS 引物：sY82、sY83 或者 sY1064 可用于判断是否是近端断裂，而 sY1065、sY1182 或 sY88 可用于判断是否是远端断裂。不推荐增加 sY87 位点，因为该位点在 AZFa 区的两个基因之间。

（二）AZFb（P5/P1 近端）

sY127 和 sY134 位于 AZFb 区域的中间和末端。根据现有的认识，在绝大多数病例中，两个位点都缺失意味着整个 AZFb 区域丢失。目前对于 TESE 前进行的预见性检测需要选择下述位点做进一步确认：sY105、sY121 或 sY1224 可判断是否是近端断裂；sY143、sY1192 或 sY153 可判断是否是远端断裂。不再推荐 sY114 和 sY152 这两个位点，因为他们覆盖不止一个基因。

（三）AZFc（b2/b4）

sY254 和 sY255 这两个位点位于 AZFc 的 DAZ 基因上。在 MSY 序列中，DAZ 基因有 4 个拷贝序列，以两个基因头碰头方式组成的两个复合体分别位于回文序列 P1 和 P2 中。两个位点的缺失意味着整个 AZFc 区域的缺失，因为所有的 DAZ 拷贝完全缺失。从目前的资料来看，这两个位点中单个缺失是不可能的。如果实验中发现单个位点缺失，一般认为是方法错误。

一些研究表明：尽管 AZFc 的缺失模式并不总是一样，但相对而言是较为稳定的。由 Kuroda-Kawaguchi 等设计的引物（sY160）可以帮助判断缺失模式是否符合 b2/b4 模式。末端缺失（sY160 缺失）常与镶嵌性核型（46,XY/45,X）相关，所以必须进行核型分析。

（四）AZFb+c（P5/P1 远端，P4/P1 远端）

sY127、sY134、sY254、sY255 这四个位点的缺失表明整个 AZFb 和

AZFc 区域的缺失。Repping 等使用了更为特异的位点来进一步判断是否是 P5/P1 远端缺失或 P4/P1 远端缺失模式，sY116 存在表明 P4/P1 远端缺失，sY116 不存在表明 P5/P1 远端缺失。

三、Y 染色体微缺失检测技术及质量控制

分子生物学技术的发展越来越快，针对 Y 染色体微缺失的检测技术同样有了很大发展，现有的检测技术有多重定性 PCR 法、荧光原位杂交、基因芯片及单核苷酸变异（Single nucleotide variant，SNV）分析等。这些不同的检测技术的应用，均能成功地进行 Y 染色体微缺失的检测。现将部分检测方法简述如下：

（一）多重定性 PCR

多重定性 PCR 法结合琼脂糖电泳检测是目前 Y 染色体微缺失检测应用最为广泛的方法，EAA/EMQN 推荐的就是该方法。多重 PCR 是指在一个单一反应中同时扩增多个序列的过程。许多情况下适合各对引物扩增的条件也能保持对多对引物扩增反应的特异性，从而得到多条目的 DNA 片段。因此，多重定性 PCR 具有简单、经济、快速、灵敏度高和高通量的特点。但高效率的多重 PCR 需要整体的考虑并需要多步尝试以优化反应条件。一般来说，多重 PCR 只适合于供扩增相隔至少几千个碱基的靶 DNA 序列，并且各扩增片段大小需要相隔一定数量的碱基对，因为扩增片段大小过于接近会给结果分析增加困难。与标准 PCR 相比，多重 PCR 在引物设计、酶浓度、缓冲液的成分、循环参数等各方面都有其自身的特点，需要研究者花费一定的时间和精力进行摸索，以确定多重 PCR 反应体系的最适条件。

常用的电泳技术有琼脂糖凝胶电泳和毛细管电泳。琼脂糖凝胶电泳检测操作简单快速，且一般实验室都会配备琼脂糖凝胶电泳仪，故该方法可行性大，但存在需要接触溴化乙啶（EB）等有毒物质且分辨率不够高等缺陷。毛细管电泳不需要接触 EB 等致癌物，灵敏度和分辨率都有很大的提高，但是该方法在 PCR 过程中的引物需要标记荧光，使实验成本有所

增加。

影响 PCR 技术临床应用的巨大障碍，还包括由于扩增反应失败所致的假阴性和由于扩增产物污染造成的假阳性检测结果，因此严格的实验设计对于确保实验结果的准确性非常重要。1999 年 Simoni 等在总结大量 AZF 微缺失分子流行病学调查资料的基础上，提出了欧洲标准化的临床 AZF 微缺失筛查方案，有力推动了 AZF 区域微缺失检测的临床应用。1999 年，欧洲男科学会用 6 份 DNA 样品对 29 个进行 Y 染色体微缺失检测的实验室的调查表明，有相当一部分实验室的检测方法不够规范，大部分没有使用内对照或阳性及阴性对照，对 AZFb 和 AZFc 区缺失错误诊断的发生率约为 5%。因此，提出对 Y 染色体微缺失检测的研究在设计上应包括：①合适的 PCR 内对照，如 ZFX/ZFY 基因、SRY 基因或 Y 染色体短臂上其他的 STS 位点，也可以用球蛋白（Globin）或磷酸甘油醛脱氢酶（GAPDH）管家基因作为内对照；②已生育有后代的正常男性作为阳性对照，以了解检测的灵敏度和特异度；③正常女性作为阴性对照，以了解检测的特异度和是否存在交叉污染的问题；④水作为空白对照，以了解反应体系所用的试剂是否存在污染的问题。上述阳性对照、阴性对照、空白对照及内对照在每一次 PCR 扩增体系中都应存在以确保检测结果的准确性。

（二）实时荧光 PCR 法

实时荧光定量 PCR 技术近年来应用广泛。它在 PCR 反应体系中加入荧光的探针或染料，通过收集积累的荧光信号实时监测整个 PCR 过程，最后通过标准曲线实现对未知模板进行定量分析。该技术对荧光的变化非常灵敏，因此与传统 PCR 方法相比灵敏度高，可检测出模板中微小量的特定核酸序列。实时荧光 PCR 能够提高效率、避免污染、区分由于引物位置突变或产物降解导致的扩增效率降低，适合作为大规模筛查的手段。但是目前多重实时荧光 PCR 技术发展还不够成熟，每管一般只能检测 1 个位点，检测 Y 染色体微缺失需要对多个位点进行检测，大大限制了实时荧光 PCR 在 Y 染色体微缺失检测中的应用。

（三）荧光原位杂交

即 FISH（Fluorescence in situ hybridization）技术，是一种非放射性的分子细胞遗传学技术。与传统的放射性标记方法相比，它具有灵敏度高、快速、杂交特异性高和可以多重染色等特点，因此在分子细胞遗传学领域受到普遍关注。但是与多重定性 PCR、实时荧光 PCR 及基因芯片法相比，检测步骤繁琐，检测周期长，并且不能达到 100% 的杂交，灵敏度和特异性都有待提高。

（四）基因芯片技术

即生物芯片或称为 DNA 微阵列（DNA microarray）。它的检测原理基于核酸杂交的方法，可实现同时将大量探针固定在支持物上，因此可以同时对样品中大量的序列进行检测并分析。比传统的核酸印迹技术有明显优势。有研究使用基因芯片技术检测 Y 染色体微缺失，同时选择多个热点基因进行研究。因为基因芯片技术综合了 PCR 和核酸杂交技术，与多重定性 PCR 法相比，灵敏度和特异性都有所提高，并且具有高通量、微量化、自动化、集成化、快速等优点。但基因芯片技术操作要求较高，费用较大，需要特定的仪器设备。

（五）SNV 分析

即利用 DNA 序列中存在的单碱基变异来进行序列分析。通过检测 Y 染色体上特定基因的 SNV 位点来确定这个基因复制的数量，目前主要用于 AZFc 部分缺失的检测。

（六）液相芯片分析

液相芯片（MASA）又称多功能悬浮点阵技术，是新一代分子诊断技术。优点是高通量，且准确性高。区别于基因芯片用探针在芯片位置给基因特异性编码，MASA 是用颜色来编码，敏感度、特异性均较高。

（谭艳　朱晓斌　张锋）

第六章 低促性非梗阻性无精子症诊疗

本章要点

1. 低促性非梗阻性无精子症由于缺乏促性腺激素释放激素或垂体促性腺激素分泌不足，引起性腺功能低下，导致生精小管精子发生停滞而致。

2. 低促性腺激素性性腺功能减退症分为原发性（先天性）和继发性（获得性）低促性腺激素性性腺功能低下。

3. 先天性低促性腺激素性性腺功能减退症的诊断要点为血清促性腺激素和雄激素水平低下，卡尔曼综合征患者伴有嗅觉缺失或减退。

4. 低促性腺激素性性腺功能减退症常规有三种治疗方案：采用促性腺激素治疗；使用 GnRH 泵治疗或二者联合应用；雄激素替代疗法。

低促性腺激素性性腺功能减退症（Hypogonadotropic hypogonadism，HH）由于缺乏促性腺激素释放激素（Gonadotropin releasing hormone，GnRH）或者垂体促性腺激素分泌功能下降，导致患者睾丸生精小管精子发生停滞。一般而言，其本身生精小管具备可恢复的精子发生潜能。如果给予持续外源促性腺激素补充，睾丸雄激素分泌与精子发生能力可恢复正常。男性性腺轴是由下丘脑、垂体和外周性腺共同构成。下丘脑的促性腺激素释放激素（GnRH）调节垂体的促性腺激素的分泌，主要包括卵泡刺激素（Follicle stimulating hormone，FSH）和黄体生成素（Luteinizing hormone，LH）的分泌，LH 作用于睾丸内的间质细胞，促进其分泌睾酮，

FSH 则作用于支持细胞，启动并调节睾丸内精子的发生。同时，支持细胞间形成的血睾屏障为精子发生提供合适的微环境，为生精细胞提供营养和保护作用，而间质细胞分泌的睾酮对精子发生和第二性征的发育具有重要的作用。因此，如果下丘脑和（或）垂体层面发生病变，则会导致促性腺激素水平低下，外周性腺发育迟缓和（或）功能减退。患者在不同时期临床表型不同，主要表现为性别分化异常、青春期发育延迟或无启动以及性功能低下等。

一、低促性腺激素性性腺功能减退症的病因学分类

根据促性腺激素缺乏病因的不同，可将 HH 分为先天性低促性腺激素性性腺功能减退（Congenital hypogonadotropic hypogonadism，CHH）和获得性低促性腺激素性性腺功能低下（Acquired hypogonadotropic hypogonadism，AHH）。CHH 是一类由多种基因突变导致下丘脑促性腺激素释放激素（GnRH）分泌或作用障碍引起的一类先天性疾病。IHH / KS 是一个临床和遗传异质性疾病，其发病率大约为男性 1：80,000 和女性 1：40,000，大多数病例是在患者进入青春期时就诊，由于缺乏性征的发育，男性常表现为小睾丸，性功能低下，男性不育等。而女性则表现为乳腺不发育和原发闭经等。其发病原因包括常染色体显性、常染色体隐性、X 染色体隐性遗传等多种遗传方式。IHH / KS 的发病机制尚未完全清楚：目前仅 1/3 的 KS 患者发病可用基因突变或变异来解释。目前已发现的基因除了 KAL1、FGF8、FGFR1、GNRH1、GNRHR、PROK2、PROKR2 基因外，还有许多基因突变也可导致 IHH / KS 的发生，包括 CHD7、LEP、LEPR、TAC3、TACR3、KISS1、KISS1R 等。大多数 IHH 患者都是散发病例，大概只有 1/3 病例有家族遗传性。GnRH 受体基因（GnRHR）突变是引起 IHH 最常见原因，绝大多数 IHH 相关基因编码 G 蛋白耦联受体及其配体，但是受体上的基因突变要比配体上的更为普遍，也许这个现象反映出针对某个受体而言，有其他内源性的一些配体对其进行了补偿，这种补偿效应抵消了其致病性。因此我们从文献中可以看到 GNRHR 基因上的突变，导致的 IHH 要比 GNRH1 基因突变导致的疾病更普遍

一些。

继发性低促比较容易找到明确的发病原因，实验室检查往往会发现患者同时合并垂体其他激素的缺乏，其中颅内肿瘤是最常见原因。因此，在筛查过程中，可选择头颅 MRI。AHH 临床表现根据发病的时间不同而有差异。在胎儿期，如果雄激素不足，导致婴幼儿小阴茎、尿道下裂、隐睾、两性畸形等表现；在青春期，如果雄激素不足，导致青春期不发育或发育延迟；在成年期，可导致男性不育症、少精子症或性功能障碍；在老年人，表现为男性更年期（成年男性部分雄激素缺乏症）。

二、低促性腺激素性性腺功能减退症的诊断及鉴别诊断

男性 CHH 患者常表现为阴茎短小、小睾丸、嗅觉缺失和青春期发育延迟，大部分患者都是由于青春期后第二性征发育异常医院就诊时发现。对于青春期发育延迟患者，就诊时需详细询问患者的家族史，包括患者的父母及兄弟姐妹的身高、青春期启动年龄、是否有不孕不育史、是否患有自身免疫性疾病或内分泌疾病等。此外，还需进行详细的体格检查，包括对男性外阴、阴毛发育进行 Tanner 分期等。辅助检查则包括骨龄测定、染色体核型分析、性激素和促性腺激素水平测定、男性生殖系统超声、头颅 MRI（特别要注意嗅球、嗅束、嗅沟的发育情况）等。CHH 的诊断要点为血清促性腺激素和雄激素水平低下、女性雌激素水平下降，KS 患者伴有嗅觉缺失或减退。因患者对嗅觉异常很少自发叙述，诊断中应详细询问病史和进行嗅觉筛查。

如对诊断仍有异议者，可进行 GnRH 兴奋试验和绒毛膜促性腺激素（HCG）激发试验协助诊断。GnRH 激发试验对于鉴别下丘脑病变引起的 IHH/KS 和垂体肿瘤等病变引起的 AHH 鉴别具有一定的作用。注射 GnRH 后，FSH 和 LH 升高者，考虑为下丘脑病变，而 FSH 和 LH 无明显升高者，则考虑是垂体的病变。然而，部分下丘脑功能障碍的患者，在注射 GnRH 后 FSH 和 LH 水平上升不明显，对这部分患者采取连续注射或滴注 GnRH 7~14 天，对 GnRH 刺激的反应可恢复正常，可能是与长期缺乏 GnRH 刺

激，垂体失去对 GnRH 刺激的正常反应能力有关，经过 7~14 天连续刺激后，垂体才恢复反应能力。

HH 与高促性腺激素型性腺功能减退症鉴别较为容易，因为高促性腺激素型性腺功能减退症患者的 LH 和 FSH 增高，但与体质性青春期延迟（constitutional delayed puberty，CDP）患者临床上往往难以鉴别。因为 CDP 患者常具有较相似的临床特征和激素水平。早期诊断对于是否采取治疗以及预后具有重要意义，因此，GnRH 兴奋试验对于两者的鉴别诊断意义重大。此外，IHH 患者夜间 LH 脉冲分析也有助于鉴别，一般 IHH 表现为无脉冲或脉冲幅度低频率减少或幅度正常频率减少或仅在夜间睡眠中出现 LH 脉冲分泌。然而目前仍然没有任何一种手段可以使诊断的敏感性和特异性均达到 100%，因此对于采用上述方法仍难以鉴别者，可进行一段时间的随访观察，待到 18 岁或以上时再做最后诊断。

三、低促性腺激素性性腺功能减退症的治疗

对于男性 HH 患者治疗的原则是恢复性腺功能，主要包括两个方面：首先是促使男性第二性征的发育，有正常的性功能，其次有生育血亲子代能力。对于 HH 患者，常规有三种治疗方案：第一，对于同时有生育要求的患者，常采用促性腺激素治疗，在促进第二性征的发育，恢复性功能的同时，也可以促使男性睾丸增长和精子生产。第二，对于下丘脑病变引起的 HH 患者，可以模拟生理性分泌模式，使用 GnRH 泵治疗。治疗流程可参考图 1。虽然对于 HH 患者的治疗方法众多，有效率也比较高，但是大部分患者仍难通过自然性交方式生育，这时可考虑联合人工辅助生殖的方式达到生育子代的目的。第三，对于单纯渴望恢复第二性征及性功能，无生育血亲子代要求的患者，可采用雄激素替代疗法。

（一）促性腺激素治疗

促性腺激素的治疗与雄激素替代治疗差别在于，可以获得更稳定的雄激素水平，睾丸体积也会相应增大，且一定程度上促进精子的生成。促性腺激素的治疗适用于有生育要求的各种 HH 患者，包括由下丘脑疾病所致

GnRH 分泌异常及垂体病变所致促性腺激素分泌异常。促性腺激素最常用的治疗方案是人绒毛膜促性腺激素（HCG）和人绝经期性腺激素（HMG）联合治疗。Miyagawa 等报道，36 例男性 HH 患者接受人绒毛膜促性腺激素（HCG）和人绝经期性腺激素（HMG）治疗，36% 的小睾丸（睾丸体积 <4 ml）患者和 71% 大睾丸（睾丸体积 >4 ml）患者的精液中发现了精子。Jeffrey 等发现用激素替代治疗后，大多数男性患者的睾丸生精细胞和间质细胞增多，血清 LH、FSH 和雄激素水平升高，部分患者行精液检查可出现精子，少部分患者可使性伴侣自然怀孕。对于上述治疗方案疗效不佳患者，也可采用 HCG 联合 FSH 或者基因重组 FSH 进行治疗。赵芳雅等报道 HCG 加尿源 FSH 治疗 6~10 个月后，大部分患者睾丸体积增加，80%~95% 患者精液中出现精子。Kobori 等报道了一组病例，经 HCG 联合基因重组 FSH 治疗后约 70% 以上的患者产生了精子。众多研究表明，HCG 与 FSH 联合治疗的效果优于 HCG 与 HMG 联合治疗。

（二）GnRH 脉冲治疗

对于垂体功能正常的患者，也可考虑 GnRH 泵治疗。由于人 GnRH 的分泌呈脉冲式，而 GnRH 脉冲泵的模拟脉冲与生理脉冲相似，故使用 GnRH 脉冲泵是最符合生理调节机制的治疗方法。其可启动青春期发育、维持第二性征和性功能、启动和维持精子/卵子发生。在充分告知患者其特点、风险和并发症后，若患者同意，建议先行 GnRH 激发试验，若注射 GnRH 后 FSH、LH 水平上升明显，则证明垂体对于 GnRH 的刺激较为敏感，功能正常，可以采用激素泵治疗。国内宁光教授课题组首先对微量泵脉冲输注戈那瑞林治疗 IHH 进行了开放、自身对照、前瞻性研究，研究纳入 31 例患者，分为 3 组：A 组无脉冲型，男性 23 例；B 组脉冲频率不足型，男性 2 例；C 组女性 6 例，使用微量输液泵每 90 min 皮下脉冲输注 LHRH，治疗 24 周，A、B 两组睾丸体积均比治疗前增大，7 例精液产生，6 例生精；C 组子宫体积增加 85.4%，双侧卵巢体积增加，5 例在 3 个月内初潮；约 19.4% 患者出现注射部位局部轻度不良反应。研究证明微量泵脉冲输注戈那瑞林治疗 IHH 安全有效。

GnRH 泵治疗 KS/IHH 效果与 HCG 和 HMG 联合治疗疗效相比，结果尚存在争议。有的学者将 GnRH 和促性腺激素进行了比较，发现两种方法对 GnRH 缺陷所致的 HH 男性诱导精子发生同样有效，且首次出现精子和生育几率的时间是相近的，其疗效优势不明显，但在北京协和医院和上海瑞金医院的研究中均发现 GnRH 组患者的生精率和平均精子密度显著大于 HCG/HMG 组，而且精子出现时间更短，睾丸体积增大更明显。使用 HCG 和 HMG 需要每周进行 2~3 次的肌肉或皮下注射，相比之下，GnRH 泵具有使用方便、痛苦少、携带隐蔽等优势，但费用较使用促性腺激素昂贵，而且脉冲式 GnRH 治疗需要永久性连接泵与皮下输注系统，为防止感染，需不定时更换注射位置，这样也会对患者生活产生一定的影响，所以应根据患者意愿及具体情况选择治疗方案。

（三）睾酮替代治疗

睾酮替代可以恢复 HH 患者的睾酮水平和纠正雄激素缺乏的体征，增加体力、肌肉体积和骨密度。睾酮替代治疗对于青春期或成人患者可以长期应用。对于青春期前的患者则应短期应用（3 个月），可使第二性征发育而不会使骨骺提前愈合。目前睾酮替代治疗最常使用的药物为口服和肌内注射睾酮制剂睾酮酯类。口服制剂为 40 mg/ 粒，起始剂量可根据患者情况 80~160 mg/d，2~4 周后逐渐减为 40~120 mg 维持量。服药时要求与油脂同餐，食物中含有 19 g 脂肪即可保证睾酮充分吸收。单剂口服后的血浆睾酮可在较高水平维持至少 8 h、10 h 后恢复到服药前水平。该药物主要通过尿液排泄。不良反应以过量补充，或过于敏感所致阴茎异常勃起、多毛、痤疮、水钠潴留等，偶见胃肠不适或过敏。肌内注射制剂为 250 mg/ 支，1 次 /2~3 周或 1 次 /1~2 月，注射后 2~3 d 内血清睾酮水平达峰，峰浓度可能超过生理浓度上限，以后逐渐下降，第 3 周可下降至生理浓度下限以下，理论上这种血清睾酮浓度的大幅波动，可能会引起患者情绪和症状的明显起伏。此外，注射部位可出现疼痛、硬结、感染及荨麻疹。一项世界范围（包括欧洲、亚洲、拉丁美洲和澳大利亚的 23 个国家）多中心（15 个中心）一个终点事件前瞻性的观察性研究，对长期应用十一酸睾酮注射制剂的安全及有效性进行了评估，研究纳入了 1493 例性腺功能减退症的男性患者，进行 5 次 /9~12 个月的治疗，数据最终分析时有 1438 例

（平均年龄 49.2 ± 13.9 岁）共注射 6333 次，结果显示：经过 4 次注射后，性欲低者由 64% 下降至 10%，性欲中度、严重缺乏或勃起功能障碍者从 67% 下降至 19%，最终有 89% 的患者达到治疗满意。发生药物不良反应患者有 6%~12%，分别为轻至中度，最多的不良反应是红细胞增多症，前列腺抗原上升，注射部位疼痛（<1%），未发现有前列腺癌的发生。通过这一全球性大样本的男性性腺功能减退症的患者应用十一酸睾酮注射的研究，证明十一酸睾酮注射制剂有效且耐受性好。现在也有多种药代动力学不同的睾酮制剂，比如睾酮凝胶、透皮睾酮贴片和口腔黏膜给药等，由于睾酮制剂在 HH 患者中还缺乏随机对照试验的研究，因此，还不清楚哪一种制剂更为有效。

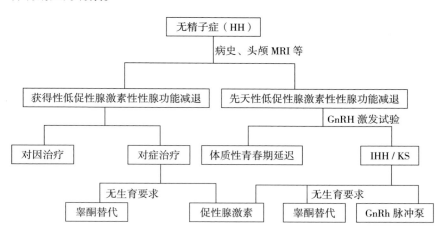

图 6-1　低促性腺激素性性腺功能减退无精子症诊疗流程

综上所述，低促性性腺功能低下症要注意原发性与继发性。尤其注意是否因为颅内肿瘤的存在而导致低促性性腺功能低下的发生。注意患者是否有生育要求，对未婚患者治疗后强调出现精子后将其冷冻保存。对已婚患者在治疗后没有自然生育时，适当时机实施辅助生殖技术。治疗方法可以首选促性腺技术治疗，必要时选择垂体激素泵治疗或两者联合使用。对于没有生育要求者，定期给予雄激素补充恢复第二性征，维持性功能。

（朱晓斌　伍学焱　江利　胡皓睿　李铮）

第七章 隐睾所致非梗阻性无精子症的治疗

本章要点

1. 有隐睾病史的成年男性常出现精液参数异常，特别是双侧隐睾患者，部分男性表现为严重少精子症甚至无精子症。

2. 当无精子症患者合并隐睾时，应根据体格检查、性激素及遗传学检查等指标评估隐睾与无精子症之间是否存在因果关系。

3. 睾丸下降固定术应在出生后 2 年内进行，以减少对睾丸生精功能的不利影响。睾丸显微取精手术可能帮助无精子症隐睾患者找到精子。

隐睾（睾丸下降不全，cryptorchidism）是男性生殖系统最常见的先天性异常，在足月新生男孩中发病率大约 1%~5%，1 岁男孩中的发病率约为 1%，其中 30% 左右为双侧睾丸下降不全。隐睾的具体病因尚不完全清楚，可能与遗传学因素、胎儿期内分泌异常以及局部解剖结构异常等有关。

一、隐睾损害睾丸生精功能的机制

隐睾患者常常出现生精上皮功能障碍，具体的发生机制尚未完全阐明。一般认为，正常男性阴囊内温度比体温低 1℃ ~2℃，而隐睾患者的睾丸位于腹股沟管或腹腔内，长期处于较高的温度环境中，是导致生精上皮的凋亡、萎缩的重要原因；另一方面，隐睾的发生可能与某些潜在的遗传学或内分泌因素有关，如特发性低促性腺性性腺功能减低、5-alpha 还原酶缺陷等，这些危险因素也可能同时引起睾丸生精上皮的损害。

睾丸的病理学改变很早就出现，常常在患儿 1~2 岁时就能检测出，病变的严重程度与睾丸的位置以及隐睾的持续时间相关。成功的早期治疗可以最大限度保护生精上皮、维持睾丸产生精子及激素的能力，并降低肿瘤发生的风险。

有隐睾病史的成年男性常出现精液参数异常，据报道在男性不育患者中，有隐睾病史的男性比例在 5%~10%，而无精子症男性中的比例可高达 17.2%。双侧隐睾的男性，40% 左右表现为无精子症，30% 左右表现为少精子症，发生不育症的风险可达到一般人群的 6 倍；单侧隐睾患者的自然生育的机会也略低于不患有隐睾的男性。

二、隐睾相关的无精子症的诊断

当无精子症患者合并隐睾时，应评估隐睾与无精子症之间是否存在因果关系，以便确定相应的治疗方案。在评估隐睾与无精子症的关联时，应关注以下几方面：

（一）单侧还是双侧隐睾

单侧隐睾患者的对侧睾丸通常具有正常或接近正常的生精功能，很少会表现为无精子症；而双侧隐睾或者单侧孤立睾丸下降不全的患者，特别是当睾丸位于腹腔内时，精液质量常常严重受损而出现严重少精子症、隐匿精子症，甚至无精子症。

（二）梗阻性还是非梗阻性无精子症

隐睾主要通过损伤睾丸生精功能而影响精液质量，主要表现为少弱精子症或非梗阻性无精子症。如果无精子症患者的内分泌、精液分析以及影像学等指标提示睾丸生精功能正常、生殖道梗阻，那么大致可以推断隐睾并非无精子症的主要原因。

（三）是否存在导致无精子症的遗传学因素或内分泌因素

无精子症是多种病理过程的结果，除了隐睾之外，患者可能还有其他可能导致无精子症的因素，如 Klinenfelter 综合征、Y 染色体微缺失等遗传学因素以及低促性腺性性腺功能减退、高泌乳素血症等内分泌因素，应注意排查和鉴别。

三、治疗

明确诊断为隐睾相关的无精子症之后，应结合患者的具体情况采取针对性的处理。治疗的目标，一方面是积极帮助患者增加生育机会，另一方面是尽量减低隐睾相关的睾丸肿瘤风险。

睾丸下降固定术是隐睾最重要的治疗措施，一般建议早期接受手术（6~18 月龄），有助于保护生精功能；迟于 24 月龄之后仍未手术，睾丸的生精组织受损将难以逆转。

对于就诊时尚未接受手术的男性，应积极鼓励患者手术治疗。成功的手术有利于减低睾丸肿瘤的发生风险，同时保护睾丸内可能残存的生精功能。术后有可能改善精液质量，或者增加手术取精的成功机会。

四、内分泌治疗

对于睾丸下降固定术后仍无精子的男性，如果血清 FSH 不高，可试行抗雌激素类药物或芳香化酶抑制剂类药物治疗，有可能获得较好的疗效。常用药物有他莫昔芬（20 mg qd）、阿那曲唑（1 mg qd）以及来曲唑（2.5 mg qd）等口服，疗程 3~6 个月。此外也可用 HCG 及 hMG 肌肉注射促进睾丸精子发生。

五、睾丸取精手术

取精手术可采用细针穿刺、睾丸活检或睾丸显微取精等方式。细针穿刺和睾丸活检相对简单、费用低廉，但取精成功率较低；而睾丸显微取精术取精成功率较高，特别是近年来随着新科技的不断引入以及手术技巧的逐渐提高，精子获取率可达到 60% 以上，部分单位甚至曾有获精率超过 90% 的报告。不愿接受取精手术或者手术未能获取可用精子的男性，可考虑供精治疗。

取精手术的时机可以选择在 IVF 过程中女方取卵当天或前一天进行，将手术获得的新鲜精子用于 ICSI；也可选择不与女方取卵术同步进行，而是提前手术并将获得的精子冷冻保存备用。由于手术所获得精子常常很少，建议采用微量精子冷冻方法。

综上所述，隐睾是男性生殖系统常见的先天性异常，容易导致男性生育力受损，严重的甚至出现无精子症，尤其是在双侧隐睾患者以及未及时治疗的患者中。对因无精子症合并隐睾就诊的患者，应全面评估隐睾与无精子症之间的关联，提出合理的治疗方案。睾丸下降固定术有助于改善睾丸生精功能，并减少恶性肿瘤发生的风险。对术后仍表现为无精子症的患者，可试用抗雌激素类、芳香化酶抑制剂类药物或促性腺激素治疗，必要时可考虑供精治疗或采用睾丸显微取精手术寻找精子用于辅助生殖治疗。

（谷龙杰　许蓬）

第八章　非梗阻性无精子症的外科治疗

本章要点

1. 部分非梗阻性无精子症患者通过睾丸显微取精术，可能找到睾丸内散在分布的微小生精灶，提高精子获取率。

2. 术前适当药物及外科治疗，可能改善精子发生的微环境，提高精子获得率。

3. 睾丸显微取精术可以在试管婴儿治疗周期内进行，也可以提前手术取精，冻存睾丸精子以备后期试管婴儿治疗使用。

4. 睾丸取精手术应注意保护睾丸血供，细致止血，避免睾丸内血肿形成，减少对睾丸内分泌功能的影响。

5. 睾丸显微取精术较传统睾丸活检有着更高的精子获得率及安全性，是非梗阻性无精子症患者的首选精子获取技术。

6. 将睾丸显微取精术看做 ICSI 治疗一个环节，按照辅助生殖技术来管理，可能有利于最终的妊娠结局。

非梗阻性无精子症（Nonobstructive azoospermia，NOA）能够治愈的机会较低，部分患者可以通过睾丸取精及辅助生殖技术生育子代。睾丸取精方法主要有睾丸细针穿刺抽吸术（Testicular fine needle aspiration，TFNA）、睾丸活检术（Testicular sperm extraction，TESE）和睾丸显微取精术（Microdissection testicular sperm extraction，Micro-TESE）等。

一、术前准备

很多 NOA 患者血清睾酮水平偏低,雌二醇水平偏高,通过内分泌治疗提高睾酮水平,可能会优化精子生成的内环境,内分泌治疗可作为显微取精的术前准备,以期提高精子获得率。

内分泌治疗的方案较多,目前多为经验治疗,效果尚不明确。康奈尔大学医学院的一个方案认为:通常血清睾酮高于 300 ng/dl,内分泌治疗的获益不大。如果睾酮水平低于 300 ng/dl,睾酮 / 雌二醇 <10,可以选择芳香化酶抑制剂,如:来曲唑、阿那曲唑等治疗,以提高睾酮水平;如果睾酮 / 雌二醇 >10,可先尝试他莫昔芬作为起始治疗。患者的血清睾酮水平无明显提升时,可加用绒毛膜促性腺激素等药物治疗。

有些 NOA 患者同时合并可能影响精子生成的其他疾病,如:精索静脉曲张和隐睾等,在行显微取精术治疗前,先通过手术治疗精索静脉曲张或隐睾,可以使精子生成拥有一个良好的外部条件。也有些患者在手术后,精液中可以重新检见精子,而避免显微取精术治疗。但也有学者认为,对于合并精索静脉曲张的 NOA 患者,前期的外科治疗,并不能提高显微取精的精子获得率。此外,因精子生成需要 2~3 个月的周期,实施外科手术治疗后,需要 6 个月以上,才可能对未来显微取精术带来一定的益处。

二、手术时机的选择

NOA 患者睾丸精子能够耐受冻融的能力是有限的。有学者认为,只有 33% 的 NOA 患者睾丸精子能够耐受冻融而仍然保有活力。因此,选择在 ICSI 治疗周期内实施显微取精术对最终妊娠结局可能有利。手术时间一般选择在取卵前一天,也可以选择在取卵当日完成显微取精术,这两种时间安排,对于怀孕率的影响不大。

随着精子冷冻技术的日益发展,睾丸精子冷冻保存后也可再复苏行 ICSI 治疗,并且可以避免女性伴侣的非必要创伤。Kupker 等发现 NOA 患者接受睾丸活检取精并精子冻存,复苏后行 ICSI 治疗,可获得 45% 的受精率和 30% 的临床妊娠率，与新鲜精液的临床妊娠率相似。非嵌合型克氏综合征患者使用睾丸冷冻复苏精子进行 ICSI 的结果，也与使用新鲜精子在受精率（66% 对 58%）、胚胎卵裂率（98% 对 90%）、胚胎种植率（33.3% 对 21.4%）结果无差异。此外，使用睾丸冷冻精子和睾丸新鲜精子实施 ICSI 治疗的荟萃分析提示 ICSI 的妊娠结局无显著差异，但使用睾丸精子实施 ICSI 治疗，需要有较好的精子冷冻复苏技术。

三、手术步骤

1. 选择相对饱满，体积较大的睾丸，作为优先手术侧睾丸。

2. 阴囊正中纵切口（图 8-1），在手术侧逐层切开肉膜，挤出睾丸，切开睾丸鞘膜。

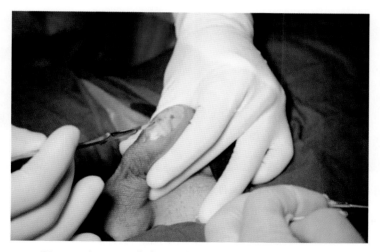

图 8-1 切口：阴囊中缝正中切口，方便向左右两侧探查

3. 于手术显微镜下观察睾丸白膜下血管分布，避开白膜下较粗大血管，用 15° 眼科刀沿赤道线切开白膜，可先切开 1/4 周或 1/2 周（图 8-2），切开同时观察生精小管形态，若发现粗大、饱满、不透明的生精小管，可能含有精子（图 8-3），将该类型生精小管用显微镊小心游离后取出，交台下实验室人员处理后镜检，若检见精子且获精量满足 ICSI 治疗要求，

则手术结束。若未发现明显生精灶，则进一步沿赤道面充分切开白膜，并在 15~20 倍下继续寻找粗大饱满的生精小管（采用以上分步切开白膜的方法，有利于减少手术创伤）。

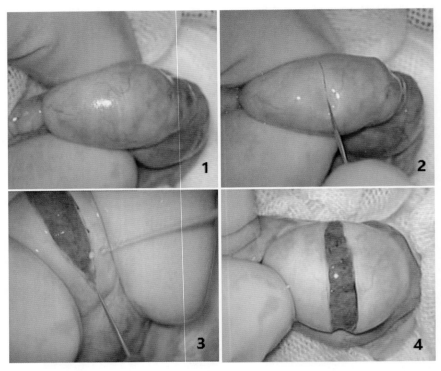

图 8-2　用 15° 眼科刀将睾丸沿着赤道面分步切开，避开白膜下较大血管；

4. 如上述步骤未检见精子，则用两把蚊式钳分别钳夹上、下极睾丸白膜切缘，用手指钝性分离上下极睾丸，充分暴露生精小管，轻压上极睾丸白膜，使睾丸组织翻出（图 8-4），在 15~20 倍下仔细观察生精小管形态，必要时用显微双极电凝镊沿小叶间血管走行方向，解剖更深层生精小管，注意不可伤及白膜下血管。若仍未检见明显生精灶，则继续探查睾丸下极，检查结束后显微双极电凝止血，并将睾丸内残留的血凝块冲洗干净，以降低术后并发症的发生。缝合白膜切口，逐层关闭各层组织。

5. 如一侧未检出精子，于同一切口处理对侧睾丸，直至检见精子且获精量满足 ICSI 治疗要求或检查结束而终止手术。

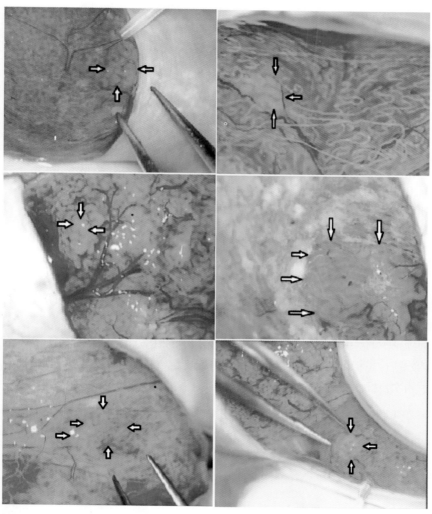

图 8-3　箭头所指是含有精子的生精小管，共同特点是管腔粗大、饱满、不透明。

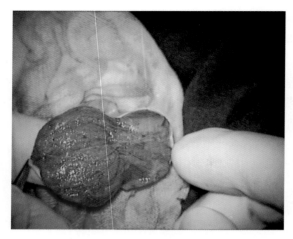

图 8-4 手指轻压白膜将睾丸组织翻出，以利于进一步在高倍下解剖深层睾丸组织

四、精子的处理

实验室人员需要将手术中获取的生精小管充分剪碎（图 8-5），这样有助于精子从生精小管内释放出来。在生精小管充分剪碎后，为提高检见精子的效率，用一个 24G 静脉穿刺针反复吹打已经剪碎的生精小管组织悬液（图 8-6），可使精子的产量增加，并有利于提高检见精子的概率。若实验室人员在手术室内没有检见精子，可将生精小管组织的悬液置 CO_2 孵箱过夜培养，次日离心后再次镜检，亦有些学者采用酶消化组织悬液，以提高检见精子的概率。

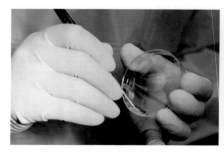

图 8-5 用显微剪将培养皿中的生精小管充分剪碎。

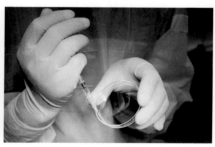

图 8-6 用 24G 静脉穿刺针反复吹打已经剪碎的生精小管组织悬液。

五、术后并发症的防治

显微取精术在手术显微镜下实施，由于所取的生精小管组织量少，有效地保护了睾丸内主要血管，对于睾丸创伤较小，术后血清睾酮可出现暂时性减低，但多数患者在一定时间内可恢复至术前水平。术中仔细操作及术后正确护理有助于减少并发症的发生。

术后并发症的预防要点：

1. 术后阴囊托起，术后至少 2 周穿紧身内裤、术后 3 周内避免性生活及运动，有助于降低阴囊水肿及睾丸慢性疼痛的发生率。

2. 术中显微操作时，用低温生理盐水冲洗术野，有助于降低手术显微镜光源的热损伤及降低睾丸组织缺血时的损伤。

3. 术中尽可能用双极电凝仅电灼出血的血管，减少对于周围组织的热损伤，以降低术后睾丸血肿的发生率。

4. 手术结束时，应将睾丸的凝血块冲洗干净，因凝血块可能引起睾丸组织纤维化。

5. 术中轻柔操作，在分离睾丸上下极时，注意防止白膜撕脱，在睾丸内深部解剖时，应顺着小叶间隙解剖，可以减少血管损伤。

6. 高倍下进行显微操作，可以减少术中切除曲细精管的组织量，并减少睾丸内血管损伤机会。

六、显微取精术的精子获得率及安全性

1999 年美国 Cornell 大学的 Schlegel 教授首次发表了关于显微取精术的论文后，很多学者对传统睾丸活检与显微取精术进行了比较研究，多数研究认为显微取精术有着更高的精子获得率及安全性。Turunc 等研究中，在 NOA 患者中显微取精术的 SRR（50.8%）明显要高于传统睾丸活检的 SRR（33.7%）。Okada 等研究也提示，传统睾丸活检在 NOA 患者的 SRR仅为 16.7%，而显微取精术的 SRR 为 44.6%，并且术后并发症的发生率亦低于传统睾丸活检术。国内李铮教授团队研究提示显微取精的 SRR（57%）

要显著高于传统睾丸活检（43%）；康奈尔医学院的 Ramasamy 等的一个回顾性研究提示，显微取精术的 SRR 要显著高于传统睾丸活检术（57%对 32%），并且术后 B 超提示显微取精术后急性及慢性并发症的发生率较传统睾丸活检术要低，显微取精术比传统睾丸活检在术后睾酮恢复的更早，在术后 18 个月，应用显微取精术的患者睾酮水平恢复至基线水平的95%，而传统睾丸活检只恢复至 85%。

此外，不同类型 NOA 患者实施显微取精术的精子获得率亦存在差异。康奈尔大学对 1176 名接受睾丸显微取精术的 NOA 患者进行了回顾性研究分析。目前关于术前指标预测显微取精术的 SRR 的研究较多，但争论仍旧较大，尚没有非常有价值的术前指标可以预测 SRR，睾丸组织病理可能与 SRR 关系较为密切。

七、总结及展望

显微取精术的获精率高，创伤及并发症较小，目前已成为 NOA 患者首选的睾丸取精技术。很多 NOA 患者通过显微取精及 ICSI 治疗，已生育了和自己有血亲关系的子代。显微取精虽然仅是一种精子回收技术，但术前内分泌治疗、术前外科治疗、术中精子寻找技巧、术后精子处理、精子冷冻复苏技术及手术时机的选择等多个因素，都可能影响最终 ICSI 的妊娠结局，因此，将显微取精技术看做是 ICSI 治疗一个重要环节，按照辅助生殖技术来管理，可能能更有效的发挥该技术的优势，并获得更好的妊娠结局。

显微取精术较传统的睾丸活检有更高的精子获得率，但仍旧有很多NOA 患者最终无法获得精子，无法行 ICSI 治疗。因此，未来 NOA 患者的术前内分泌治疗、术前 NOA 患者 SRR 的评估及预测、术中精子辨识技术的改进及术后并发症的防治都是未来需要进一步研究的重点。

（周梁　田龙　李朋）

第九章 梗阻性无精子症的定义、病因和分类

本章要点

1. 梗阻性无精子症睾丸生精功能正常，由于双侧输精管道梗阻导致精液或射精后的尿液中未见精子或生精细胞。

2. 根据梗阻部位可分为睾丸内梗阻、附睾梗阻、输精管梗阻、射精管梗阻。

3. 梗阻性无精子症患者睾丸体积和性激素水平通常正常。

4. 生殖系统超声、精浆生化检查可以帮助判断梗阻部位。

5. 附睾梗阻、输精管梗阻、射精管梗阻可分别通过输精管 - 附睾吻合术、输精管 - 输精管吻合术，经尿道射精管切开术来恢复输精管道通畅。

6. 所有的梗阻性无精子症如无法复通或者复通失败，均可通过睾丸或附睾取精，结合 ICSI 技术治疗。

一、定义

梗阻性无精子症（Obstructive azoospermia，OA）：是指睾丸有正常生精功能，由于双侧输精管道梗阻导致精液或射精后的尿液中未见精子或生精细胞。根据梗阻部位可分为睾丸内梗阻、附睾梗阻、输精管梗阻、射精管梗阻。

梗阻性无精子症患者的睾丸容积和血清 FSH 水平基本正常，生殖系

统超声检查可发现梗阻征象。应明确患者梗阻部位、范围、程度、梗阻原因及时间等，以便选择适合患者的治疗方案。梗阻性无精子症的病因中包括先天性和后天性两种情况。先天性因素最常见的为先天性双侧输精管精囊缺如（Congenital bilateral absence of the vas deferens，CBAVD），是指从睾丸到输精管的整个输精管道中，任何部位的先天性发育异常均可造成输精管道梗阻，后天性因素常见的有感染、特发性、医源性及外伤性等。

二、分类与病因

（一）睾丸内梗阻

约占梗阻性无精子症的 15%，后天性因素多于先天性因素（引起睾丸网和睾丸输出管间的功能障碍），后天性因素如炎症性和外伤性梗阻，常伴有附睾和输精管的梗阻。

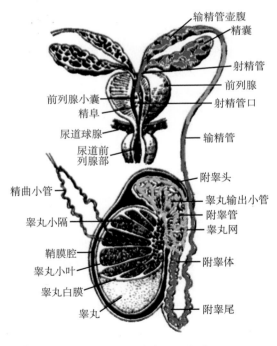

图 9-1 输精管道示意图

（二）附睾梗阻

附睾梗阻是梗阻性无精子症的最常见原因。先天性附睾梗阻中 82% 存在至少 1 个纤维囊性病基因点突变，这种病常伴有附睾远端部分缺如和精囊发育不良。其他先天性原因很罕见，如附睾收集管和睾丸输出管连接障碍，附睾部分发育不良或不发育。先天性附睾梗阻还包括 Young 氏综合征，梗阻的原因主要是近端的附睾管腔内纤维化所至。

获得性附睾梗阻主要继发于急性附睾炎（淋球菌）和亚临床型附睾炎（如衣原体）。急慢性的外伤也可导致附睾损伤。也可缘自附睾部位外科手术，如附睾囊肿切除等。

（三）输精管梗阻

输精管梗阻最常见的原因是因节育而行输精管结扎术，输精管远端梗阻主要因 CBAVD 或疝气修补手术时损伤。输精管吻合术中发现 5%~10% 同时伴有附睾梗阻，常需行附睾输精管吻合术。输精管梗阻也可发生于斜疝修补术后。CBAVD 是最常见的先天性输精管因素，常为纤维囊性病的并发症。单侧输精管不发育或部分缺如常伴对侧精路异常者 80%、肾发育不良 20%。

（四）射精管梗阻

射精管梗阻在梗阻性无精子症中占 1%~3%，主要原因有囊肿性和炎症性两种。囊性通常是先天性的（米勒管或尿道生殖窦囊肿、射精管囊肿），米勒管囊肿时射精管由于被囊肿压迫而向侧面移位，尿道生殖窦囊肿与一侧或双侧的射精管相通，先天性或获得性射精管完全梗阻常伴精液量少、果糖缺乏和 pH 值呈酸性，精囊通常有胀大（前后径大于 15 毫米）。

三、诊断依据

（一）精液分析

指连续 3 次或 3 次以上精液离心（WHO 推荐转速 3000 G，离心 15

分钟）后镜检未见到精子，同时需排除不射精和逆行射精后方可确诊。精液量小于 1.5 毫升、pH 值呈酸性、果糖阴性者首先考虑射精管梗阻或 CBAVD。当精液量少时，还应作射精后尿液检查，以排除逆行射精。精液涂片中找不到精子或非成熟生精细胞，考虑精道完全性梗阻。

（二）病史应询问下列病史

（1）有无血精；

（2）有无射精后疼痛，既往或现在存在尿道炎、前列腺炎；

（3）有无尿路梗阻或刺激症状；

（4）既往有无阴囊增大、疼痛及手术史；

（5）既往有无腹股沟血肿、外伤；

（6）有无肺结核病史；

（三）梗阻性无精子症的相关体征

（1）至少一个睾丸体积正常，在 15 毫升左右；

（2）附睾饱满，或者存在附睾或输精管结节；

（3）先天性输精管精囊缺如患者阴囊触诊可发现输精管缺如或发育不良。

（四）精浆生化检查

精浆主要由附属性腺（前列腺、精囊腺、尿道球腺）和附睾的分泌物组成，因此精浆生化检查可以帮助判断精道梗阻部位。精浆果糖是由精囊腺分泌的，如果果糖呈阴性或者浓度明显减少，提示精囊或射精管部位存在梗阻。

（五）性激素水平

梗阻性无精子症患者血清 FSH、LH、睾酮水平基本正常。

（六）超声检查

（1）睾丸体积和血供基本正常；

（2）附睾及以下部位梗阻，附睾管可出现细网状改变，如果睾丸内梗阻，附睾正常，CBAVD 患者可出现附睾囊状改变以及体、尾部缺失表现。

（3）CBAVD 患者常出现输精管全部或者部分缺如，伴有精囊缺如。如果是幼时斜疝手术导致的输精管损伤后的梗阻性无精子症，可出现输精管扩张的征象。

（4）CBAVD 的患者也可单单表现为精囊缺如，射精管囊肿的患者 B 超可以查见囊肿存在，直径通常大于 10 mm，由于精囊液排除受阻，还会出现精囊饱满或者扩大表现。

（七）睾丸活检

睾丸活检能明确睾丸的生精功能，同时可以获取精子冷冻以备后期 ICSI 治疗时使用。

四、治疗

（一）睾丸内梗阻

常用 TESE 或细针穿刺方法抽取睾丸精子，获取的精子可用于 ICSI 治疗。

（二）附睾梗阻

CBAVD 常用显微外科附睾精子抽吸术（MESA）获取精子用于 ICSI 治疗。获得性附睾梗阻引起的无精子症可施行精道探查输精管附睾显微吻合术。如复通手术失败或者无法手术，可抽吸睾丸或者附睾精子用于 ICSI 治疗。通常可将手术中获取的睾丸或附睾精子冷冻备用。

（三）输精管梗阻

输精管结扎所致的输精管梗阻可通过输精管 - 输精管显微吻合术复通，如果继发附睾梗阻，应行输精管 - 附睾显微吻合术。

（四）射精管梗阻

由射精管囊肿导致的射精管开口梗阻，可行经尿道射精管切开术（Transurethral incision of the ejaculatory duct，TUIED）。随着钬激光，输尿管镜及显微镜等一系列微创手段应用于临床。可经直肠超声引导下，通过精囊镜探查前列腺，用等离子环或钬激光等切开精阜及射精管囊肿，如有浑浊液体流出则提示输精管道恢复通畅成功，输尿管镜探查并冲洗射精管、精囊，抽取精囊液并于显微镜下检查，如可见精子则确认输精管道重建成功。少数患者并发附睾梗阻，还应行输精管附睾显微吻合术。

随着经尿道腔镜、腹腔镜以及显微镜等各种微创技术的临床应用，使得梗阻性无精子症治疗多元化，并且使患者治愈的几率增加。

（朴勇瑞　涂响安）

第十章　睾丸内梗阻

本章要点

1. 睾丸内梗阻较少见，多由炎症或外伤引起的睾丸网或睾丸输出小管梗阻所致。

2. 睾丸内梗阻时睾丸生精功能正常，而附睾管内无精子，因此睾丸穿刺或活检可检出精子，但附睾穿刺无精子。

3. 睾丸内梗阻目前无法通过手术复通，建议采用睾丸穿刺或活检获取精子后联合 ICSI 助孕。

一、病因

睾丸内梗阻较少见，主要表现为睾丸生精功能正常而附睾管内无精子，多由炎症、结核和外伤导致睾丸网或睾丸输出小管梗阻所致，也见于先天性发育不良，如睾丸附睾离断、睾丸网和输出小管发育不良等。

二、诊断

（一）病史

应询问有无泌尿生殖系统感染史，如结核，腮腺炎，淋球菌感染等；有无手术史，如隐睾手术、阴囊手术及腹股沟疝手术史；有无外伤史；有无放化疗病史、长期服用药物史，家族遗传病史等。

（二）体格检查

专科体检时应注意检查第二性征是否正常，阴毛分布，阴囊阴茎发育情况、有无尿道下裂，睾丸体积，附睾是否存在、有无肿胀，输精管阴囊段是否存在、有无串珠样改变等，有无精索静脉曲张。

（三）辅助检查

1. 精液分析

精液离心检查无精子方可明确无精子症。通常睾丸内梗阻的患者精液体积、pH 值均正常。

2. 精液脱落细胞学检查

通常无法查见生精细胞。

3. 精浆生化

果糖、中性糖苷酶指标均正常。

4. 性激素

FSH、LH、PRL、T、E_2 等通常在正常范围。

5. 遗传学分析

染色体核型正常，无 Y 染色体 AZF 基因微缺失。

6.B 超

睾丸体积正常，睾丸内可见不规则"蜂窝状"无回声区，主要分布于睾丸纵隔附近区域，与周围组织界限清晰。附睾管无细网格样改变，无输精管增粗、缺失，无射精管梗阻，无精囊腺发育不良。

7. 手术探查

单纯睾丸内梗阻时，睾丸穿刺或活检可见精子，附睾无肿大，附睾管无扩张，附睾液中无精子，输精管无增粗，远端精道通畅。

三、治疗

目前该疾病无法通过外科手术复通，只能通过睾丸穿刺或者活检获取患者精子后联合 ICSI 助孕。

（田汝辉　马猛）

第十一章　附睾梗阻

本章要点

1. 附睾梗阻病因有先天性和获得性两类，先天性病因中最常见的是双侧输精管缺如（CBAVD）、Young 氏综合征；继发性附睾梗阻最常见的原因为感染、创伤或手术，部分患者系特发性，病因不明。

2. 附睾梗阻表现为附睾饱满或囊肿，而睾丸体积和质地正常。单纯附睾梗阻的患者精液量正常，果糖阳性，精液 pH 值 >7，源于附睾的中性 -α 糖苷酶水平下降。

3. 当附睾或输精管梗阻时附睾管扩张，在超声上表现为附睾管呈网格样改变，同时结合病史、体格检查、精液常规、精浆生化，可帮助判断梗阻部位。

4. 患者近期有睾丸及附睾炎病史，应予以充分抗感染消炎治疗，部分患者经有效治疗后精道可恢复通畅，不必急于手术。

5. 先天性附睾梗阻往往难以通过手术恢复输精管道的通畅，可通过睾丸或附睾取精，结合 ICSI 技术生育子代。

6. 获得性附睾梗阻可以通过输精管附睾显微吻合术，恢复输精管道的通畅。如果术中探查输精管盆腔段梗阻或者梗阻段过长，只能通过睾丸或者附睾取精，结合 ICSI 技术生育子代。建议手术中取睾丸或附睾精子冻存。

一、病因

附睾梗阻是梗阻性无精子症最常见的一种情况，占梗阻性无精子症的30%~67%。病因有先天性和获得性两类，先天性病因中最常见的是双侧输精管缺如（CBAVD）的患者，82%的CBAVD患者至少有一个囊性纤维化基因（CF）突变。附睾梗阻的先天性形式还有Young氏综合征。继发性附睾梗阻最常见的原因为感染，如继发于急性（如淋球菌）或慢性附睾炎（如沙眼衣原体等），其他原因还可能有创伤或手术，如输精管结扎术。在美国每年至少要施行500,000例输精管结扎术，其中有高达6%的结扎男性最后要求复通。在输精管-输精管吻合的男性中，5%~10%可能因为附睾管的堵塞而必须行输精管附睾吻合术，部分患者系特发性，病因不明。

附睾炎是已经明确的附睾梗阻原因，细菌来源于性传播疾病或泌尿系感染。沙眼衣原体和大肠埃希菌是最常见的男性附睾炎病原体。然而也有高达40%患者在治疗后表现为持续的少精子症和无精子症。附睾炎动物模型的附睾组织特点是免疫细胞浸润（多核中性粒细胞、淋巴细胞和巨噬细胞）、上皮破坏、间质水肿和纤维化，而且，大鼠附睾炎模型证明尿源性大肠埃希菌感染可造成附睾尾部的纤维化和小管梗阻。

二、诊断

（一）病史

除了输精管结扎病史外，患者其他的临床病史也可能提示男性生殖系统管道的梗阻如腹股沟、盆腔、阴囊、前列腺和尿道既往的手术史、器械检查史、感染史或外伤史。囊性纤维化家族史提示患者可能为囊性纤维化跨膜转导调控基因突变的携带者，可表现为先天性双侧输精管缺如并附睾梗阻。泌尿生殖系统感染特别是附睾睾丸炎可能导致附睾梗阻。

（二）体格检查

附睾梗阻表现为附睾饱满或囊肿，而睾丸体积和质地正常。正常男性的附睾不饱满，不能轻易触到，但在附睾梗阻的患者可触到饱满增大的附睾。在无精子症患者中附睾饱满可作为附睾梗阻的预测因素，但附睾正常不能除外梗阻。双侧输精管缺如患者体检时不能触及到双侧输精管或输精管为条索状。

（三）精液和精浆生化检查

单纯附睾梗阻的患者精液量正常，果糖阳性，精浆 pH 值 >7。双侧输精管或精囊缺如患者射精量少，精浆 pH 值 <7，果糖阴性。因为中性 α糖苷酶几乎完全来源于附睾，故精浆中性 α 糖苷酶水平下降，有助于附睾梗阻部位的判断。但是这种检测的特异性不高，有报道 55.2% 的非梗阻性无精子症也表现为低水平的精浆中性 α 糖苷酶。果糖主要由精囊分泌，单纯附睾梗阻者精浆果糖浓度正常，精囊缺如患者果糖检测呈阴性。

（四）生殖系统超声检查

当附睾或输精管梗阻时附睾管扩张，在超声上表现为附睾管呈网格状改变。Pezzella 等报道将超声下附睾头直径 >10.85 mm 作为界值时可达到敏感性（58.8%）和特异性（91.4%）的最高结合，梗阻性无精子症的诊断可能性从 63.6% 增至 92.3%。附睾超声成像有助于诊断梗阻性无精子症，但不能判断梗阻部位。同时结合精液常规、体格检查、精浆生化和超声检查可帮助判断梗阻部位。

三、鉴别诊断

（一）睾丸内梗阻

睾丸炎症可导致睾丸内输出小管和睾丸网梗阻，此时睾丸生精功能正常，但精子被阻于睾丸内，附睾管内无精子。患者血清性激素五项检测在正常范围，精浆生化检测中性 -α 糖苷酶和果糖浓度正常，B 超检测睾丸体积正常，附睾管无扩张表现（即细网格状表现），睾丸穿刺可查见精子而附睾穿刺液镜检未检出精子，则考虑睾丸输出小管梗阻。应选择睾丸穿刺或者活检取精结合 ICSI 治疗。

（二）输精管部位梗阻

淋球菌及结核杆菌所致感染炎症反应严重，常导致输精管多段及盆腔段梗阻而无法实施重建手术。输精管结核杆菌感染典型的临床表现为输精管串珠样改变。其他因素如医源性因素，患者幼时接受双侧斜疝手术时误伤输精管。体检时可查见双侧腹股沟区有陈旧性手术切口，输精管阴囊段较粗，精浆生化检测中性 -α 糖苷酶浓度下降，果糖浓度正常。该类患者输精管损伤位置常位于内环水平，输精管远侧断端因缺乏血运且长期无精液流过，管径细，管壁薄。输精管近侧断端较粗，管腔内液通常可查见精子。通过原斜疝切口，找到输精管两侧断端，行端 - 端吻合可恢复输精管的通畅。

（三）输精管精囊缺如所致梗阻

输精管及精囊发育不良或缺如时，通过阴囊部位触诊，可以发现输精管缺如。如果仅为输精管盆腔段及精囊缺如，可以通过精浆生化检测和经直肠 B 超进行鉴别。中性 -α 糖苷酶为附睾分泌，果糖主要由精囊产生，输精管及精囊缺如可导致精浆内两者浓度明显下降。经直肠超声可准确发现是否存在输精管及精囊是否缺如。

（四）射精管囊肿所致梗阻

可以通过精浆生化检测和经直肠 B 超进行鉴别。该类患者精液量少，往往少于 1 ml，精液 pH 值呈酸性，<7.0，精浆内中性 -α 糖苷酶和果糖浓度明显下降。经直肠 B 超可查见射精管囊肿，以及扩张的精囊。

四、治疗

（一）药物治疗

如患者近期有睾丸及附睾炎病史，应予以充分抗感染消炎治疗，部分患者经有效治疗后精道可恢复通畅，不必急于手术。对于明确的生殖道感染如淋病，可根据其明显的临床症状和细菌学检查确诊，采用常规方法进行治疗。对怀疑有亚临床型生殖道感染的，如支原体感染，可使用阿奇霉素、多西环素等治疗。

（二）手术治疗

输精管附睾管吻合术主要应用于治疗附睾及输精管起始部位的梗阻。主要适应证为：①睾丸附睾炎继发附睾梗阻，可为非特异性感染，也可为支原体、衣原体、淋球菌、结核杆菌等所致；②原发性（原因不明）附睾梗阻；③输精管结扎术后继发附睾梗阻，附睾梗阻的发生与节育术后时间相关，输精管结扎术后时间越长，附睾梗阻机会越大。输精管结扎4年内很少发生附睾梗阻，15年以上者60%的患者会发生一侧或双侧附睾梗阻。

1. 输精管附睾显微吻合术手术方法

手术选择全麻或者连续硬膜外麻醉。患者取仰卧位，留置双腔导尿管，于阴囊正中部位作一3~4 cm长纵行切口，逐层切开肉膜及睾丸鞘膜。在显微镜下，于附睾外膜作一0.5 cm长切口，挤压附睾管至外膜表面，用7号头皮针刺入附睾管，1 ml针筒吸取附睾液后稍加稀释后镜检。如见形态完整精子，说明以上部位附睾管均通畅，且睾丸生精功能正常，可在此区域上方选择乳白色扩张明显的附睾管作为吻合位点。如未见精子或仅见精子碎片，探查部位继续向上，直至附睾液中检出形态正常精子。用输精管钳提起输精管起始段，用输精管分离钳分离至输精管外膜，将输精管周径离断1/3至1/2，将小儿静脉留置针套管插入管腔，注入10倍稀释的美蓝溶液，如尿液蓝深，说明输精管置管处以远通畅。目前最常用的输精管附睾吻合方法是纵向两针套叠法。首先，用9-0无损伤缝线将底部输精管外膜与附睾外膜缝合，两根双针10-0无损伤缝线沿附睾管纵轴平行穿过，在两针间切一小口检查附睾液，有冷冻条件者同时行精子冷冻。缝针按图示分别由输精管内膜向肌层穿出，将附睾管拖入输精管管腔内（图11-4）。再用9-0无损伤缝线将输精管外膜与附睾外膜缝合，减张固定并防止渗漏。如果没有合适的双针缝线，也可以采用单针法进行输精管附睾管吻合，文献报道复通率与双针法相比无显著性差异。关闭鞘膜，回纳睾丸至阴囊内，缝合肉膜及皮肤组织。

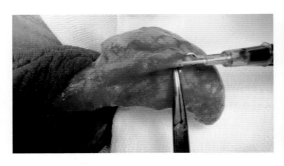

图 11-1　将输精管周径离断 1/3 至 1/2，将小儿静脉留置针套管插入管腔，注入 10 倍稀释的美蓝溶液。

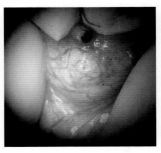

图 11-2　梗阻部位以上的附睾管呈乳白色或淡黄色，管腔饱满扩张。

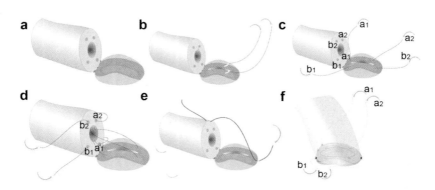

图 11-3　双针法输精管附睾纵向两针套叠吻合术模式图。

（a. 打开附睾外膜，用 9-0 尼龙线将输精管筋膜与附睾开窗区的外膜固定数针；b. 用 10-0 双针尼龙线沿附睾管纵轴平行穿过两针，两针之间留有一定间隙，用角膜切开刀挑开间隙，可吸取流出的附睾液镜检；c，d. 四个缝针以镜像对应方式分别由附睾管管腔内向管腔外传出，收紧缝线将附睾管开口拖入输精管管腔；e，f. 如果张力大，也可先用 9-0 尼龙线将输精管筋膜与附睾开窗区的外膜固定一针减张，再将两根 10-0 的吻合线打结。（引自：Peter T Chen.The evolution and refinement of vasoepididymostomy techniques.Asian J Androl，2013，15：49-55）

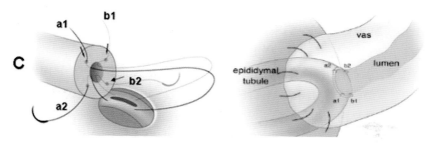

图 11-4　单针法输精管附睾纵行两针套叠吻合术模式图

（引自：Mara A.M, Jonathan S, Philip S.Li, Peter T.K.Chan, Marc Goldstein.Innovative Single-Armed Suture Technique for Microsurgical Vasoepididymostomy.UROLOGY, 2007, 69: 800 - 804）

　　由于国内尚缺乏高质量的双针缝线，自 2007 年起，单针法显微外科纵向输精管附睾套叠吻合术（Longitudinal intussusception microsurgical vasoepididymostomy，LIVE）在中国推广迅速，2012 年李铮等报道将单针 LIVE 技术应用于临床治疗 OA，再通率为 52.4%（41/70），自然妊娠率为

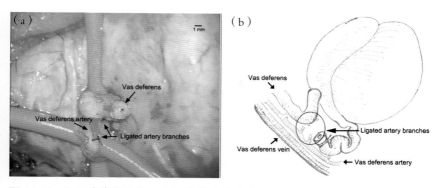

图 11-5　给输精管提供血运的输精管动脉垂直小分支被结扎。（a）结扎给输精管提供血运的输精管动脉垂直小分支，保留主动脉，血管已在橘黄色细管下方保存和分离。（b）输精管动脉保留模式图。

Figure 11-5　Vertical little branch of vas artery supplying to vas were ligated. (a) The vertical little branch of vas artery supplying to vas were ligated and main artery was preserved, the vas veins had already preserved and isolated under the penrose. (b) Pattern of vas artery preservation.

19.5%（16/82）；2013 年 Zhao 等报道改进单针 LIVE 技术，术后再通率为 61.5%（24/39），自然妊娠率为 38.5%（15/39）。涂响安和李铮也分别报道了逆向单针 LIVE 技术，"外进内出"方式的进针点变为原先的输精管断端 a2 和 b2 位置，目前标记为 a1 和 b1 位置（见图 11-6b），从而降低"外进内出"方式进针误缝输精管对侧黏膜和缝线交叉的风险。2016 年张炎首次报道为一例双侧精索静脉曲张术后的梗阻性无精子症患者实施了保留输精管动脉的输精管附睾显微吻合术，并于术后 3 个月精液中检出精子，涂响安、田龙也探讨保留输精管血管的输精管附睾吻合术（见图 11-6a），据涂响安报道，术后 12 个月随访，再通率可达到 83.1%（49/59），自然妊娠率为 40.7%（24/59）。

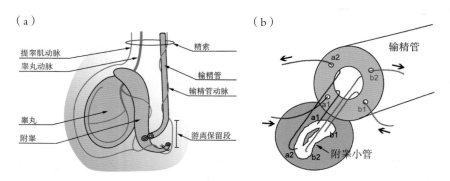

图 11-6　保留输精管动脉的 LIVE 术式示意图。（a）输精管动脉分离段，输精管附睾吻合的血供。仔细将输精管动脉自输精管分离 1~3cm。（b）改良单针 LIVE 术式缝线的放置。LIV：纵向输精管附睾套叠吻合术

Figure 11-6　Schematic illustration of the deferential vesselsparing technique for LIVE. (a) Blood supply of the vasoepididymostomy with the spared segment of the deferential artery. The spared deferential artery was carefully isolated for 13 cm from the vas deferens. (b) Suture placement of the modified singlearmed suture LIVE technique. LIVE: longitudinal intussusception vasoepididymostomy

2. 影响输精管附睾显微吻合术复通率和妊娠结局的因素

输精管附睾显微吻合术要求操作细致、精准，需要手术医生具有优良的技术和经验，接受过系统的显微外科技术培训。除此之外，吻合部

位对复通率有一定影响。附睾尾部的管腔比体部和头部粗，易于操作，根据洪楷 2016 年对 81 例因梗阻性无精子症接受输精管附睾显微吻合术的临床研究报道，附睾头部复通率为 22.2%，体部为 63.3%，尾部为 87.0%。男方年龄对术后复通率没有影响，但女方年龄对于自然妊娠率有较大影响。

3. 辅助生殖技术治疗

如果没有手术条件（如 CBAVD 患者）或者手术失败，可行经皮附睾精子抽吸术（Percutaneous epididymal sperm aspiration，PESA）或睾丸精子抽吸术（Testicular sperm aspiration，TESA）获取精子。建议手术同期可取睾丸或附睾精子冷冻，以备卵胞浆内单精子显微注射（Intra-cytoplasmic sperm injection，ICSI）治疗用。

五、小结

梗阻性无精子症的梗阻部位可存在于睾丸内（睾丸输出小管、睾丸网），附睾，输精管，精囊和射精管，其中以附睾梗阻最为最常见，占梗阻性无精子症的 30%~67%。病因有先天性和获得性两类，先天性病因中最常见的是双侧输精管缺如（CBAVD），继发性梗阻最常见的原因为感染，输精管结扎术后及特发性梗阻等。附睾部位梗阻的无精子症患者有以下临床特点：精液量基本正常，精浆果糖正常但中性 α- 糖苷酶浓度下降，性激素水平正常，生殖系统超声检查有附睾细网格状改变，遗传学检查基本正常，睾丸或附睾穿刺物均可检出精子。对于泌尿生殖道感染后的梗阻性无精子症，可口服抗感染药物，部分患者经有效治疗后精道可恢复通畅，不必接受手术。对于抗感染治疗无效及其他类型的患者，有以下两种治疗选择：输精管 - 附睾吻合术，等待精子通过射精排除，以自然方式生育或者经睾丸或附睾穿刺取精结合 ICSI 技术生育子代。吻合部位影响术后复通率，女方年龄和术后精液参数则影响自然妊娠率。选择何种治疗方式，除了考虑男方病情以外，女方的年龄也是选择治疗方式的重要因素之一。

（平萍　彭靖　杨晓玉）

第十二章　输精管梗阻

本章要点

1.输精管梗阻的常见病因有输精管结扎、先天性畸形、泌尿生殖系统感染、医源性损伤及肿瘤压迫等。

2.输精管梗阻的患者，睾丸生精功能正常，附睾饱满，部分患者可能继发附睾梗阻；输精管结扎术及医源性损伤造成的输精管离断或损伤区段不长，可以通过手术重建，先天性因素或者感染所致输精管梗阻，常因缺损病变区段过长，无法通过手术重建，可以通过试管婴儿治疗生育子代。

3.仔细询问病史和专科体检，结合性激素、生殖系统超声和精浆生化检查，可以明确诊断。

4.输精管输精管显微吻合术是输精管结扎术后复通的首选术式，复通成功率高；如系医源性因素所致输精管损伤，因损伤部位深，探查及游离输精管难度大，为降低吻合手术操作难度，提高复通成功率，推荐腹腔镜或机器人辅助下输精管吻合术。

一、病因

（一）输精管结扎

以避孕为目的的输精管结扎术是导致输精管梗阻的常见原因。有

6%~10%的接受输精管结扎术的男性因各种原因需恢复生育能力而要求输精管再通。

（二）先天性畸形

如附睾头、体、尾段缺如，输精管部分或完全缺如，输精管与附睾不连接，附睾、输精管或精囊发育不全等。

（三）泌尿生殖系统的感染

如附睾炎、前列腺炎、精囊炎或附睾输精管结核等，造成输精管道梗阻，淋球菌和结核杆菌感染可能造成输精管长段炎性粘连梗阻。

（四）医源性损伤

腹股沟手术，包括斜疝手术、睾丸下降固定术、腹股沟淋巴结清扫、精索静脉结扎和后腹膜淋巴结清扫等手术可能造成高位输精管的医源性损伤，其中腹股沟疝修补术是最常见的原因，发生率在成年患者中约为0.3%，在儿童患者中为0.8%~2%。腹股沟区医源性损伤及聚丙烯补片的使用均为梗阻原因。此类患者输精管梗阻部位在腹股沟内环口或其附近，部位较高。

（五）肿瘤

如附睾肿瘤、精囊肿瘤、前列腺肿瘤等，均可造成输精管道压迫梗阻或堵塞。

二、诊断

（一）相关病史

详细了解有无输精管结扎手术史以及结扎的时间；有无斜疝手术史；有无结核感染史；有无泌尿生殖道感染特别是淋球菌感染史；有无会阴部和盆腔外伤和手术史。

（二）精液检查

对疑有输精管道梗阻者都应进行全面精液检查，包括精液常规、精浆生化，精液脱落细胞等。精浆生化检测中性 -α 糖苷酶浓度下降，果糖呈阳性；脱落细胞检查呈阴性。

（三）阴囊触诊

阴囊内触诊是诊断输精管道梗阻重要的一个方法。阴囊内探查可发现先天性输精管缺如、输精管离断，输精管结节等，同时可触及睾丸大小，附睾饱满度，可初步判断是否存在梗阻及梗阻部位。

（四）血清性激素检查

判断睾丸生精功能。

（五）超声

经阴囊或经直肠多普勒超声对于明确睾丸体积和血供、附睾发育及是否梗阻、输精管发育及连续性、是否存在梗阻等有重要价值，应与精浆生化分析结合可有助于诊断梗阻部位。

（六）MRI

MRI 对于盆腔段输精管的异常及梗阻病因的诊断具有一定价值，较超声可更清楚显示精囊腺等，对于诊断及治疗具有一定的帮助。

三、治疗

（一）药物治疗

如有明确感染性因素引起的输精管道炎性水肿所致梗阻，积极抗感染治疗后可恢复通畅，在急性炎症期疗效较佳；如为慢性炎症期，炎性粘连已不可复，治疗效果欠佳。

（二）输精管 - 输精管显微吻合术

1. 输精管结扎术后梗阻

使用手术显微镜可减少输精管创伤，保留血管供应，使不同宽度的管腔密封对合，输精管 - 输精管显微吻合术已成为治疗输精管梗阻性无精子症的首选手术方法。20 世纪 90 年代 Goldstein 等首次报道显微外科精微点定位输精管吻合技术，回访 200 多例接受该吻合术的患者，复通率达 99.5%，妊娠率为 54%，排除女方因素后，妊娠率可提高到 64%。常规的输精管 - 输精管显微吻合主要包括全层缝合、改良全层缝合及两层缝合等方法。全层缝合术者易于掌握，其手术操作时间较短，理论上手术中吻合输精管腔所需的缝线较少，可以使吻合口处缝线肉芽肿和狭窄形成的风险降低；而两层缝合法可使输精管黏膜层得到精确的对合，吻合口处的密封性达到最佳。研究表明，两层缝合法与改良全层缝合法其输精管再通率与妊娠率无差异。如果术中发现吻合口直径相差较大，两层缝合方法更能达到精确的缝合，术后效果更好。

影响术后复通率和怀孕率的重要因素是从结扎到行复通术的时间间隔。时间间隔越长，复通效果越差。其他影响输精管复通效果的因素有：既往输精管结扎术的方式（末端开放还是封闭）；输精管结扎处是否有精子肉芽肿；行单侧还是双侧复通术；术中近睾端输精管内液体特征。输精管复通术后怀孕率受配偶年龄的影响较大。

（1）手术要点

① 取阴囊切口，游离输精管，注意保护输精管血供、避免损失神经，寻找输精管梗阻部位，于其两侧邻近的健康输精管部位垂直离断，检查近侧断端输精管液中是否有精子（如检出活动精子，建议行精子冻存），远端行通畅实验，输精管钳固定两断端；

②记号笔标记：在两输精管横断面上分别确定吻合的位置，总共 6 个点分别标记在 12、2、4、6、8 和 10 点钟位置，这些点标记在黏膜和浆膜两层之间的中间位置。

③吻合时，用双针单股尼龙线（10-0）以内进外出的方式首先缝合黏

膜层，必须保证吻合点对位精确。黏膜层缝合完成后6针9-0单股尼龙线缝合肌层，进针避免过深而穿透黏膜层。最后用9-0单股尼龙线6~8针间断缝合关闭浆膜层。

④输精管起始端梗阻时由于管壁弯曲、官腔较细，宜斜形切断，以扩大吻合口；一侧睾丸萎缩或生精功能差，对侧睾丸正常但输精管远侧断端梗阻，可行跨阴囊纵隔输精管交叉吻合。

⑤如果输精管近侧断端内输精管液中未检出精子，提示继发附睾梗阻，则改行输精管远侧断端-附睾显微吻合术。因输精管缺损段较长，需充分游离以减低吻合口张力。

⑥术后护理：提托阴囊，4周内避免剧烈运动和重体力劳动、避免性交。术后2个月后复查精液常规，如术后1年仍未见精子，提示复通失败，建议试管婴儿治疗。

（2）斜疝术后输精管梗阻：腹股沟区医源性损伤输精管梗阻部位在腹股沟内环口或其附近，部位较高，目前诊断可根据性激素水平、精浆生化和影像学检查做出判断，手术治疗包括开放性显微输精管吻合术（Microscopic vasovasostomy，MVV）、腹腔镜辅助下输精管吻合术（Laparoscopy-assisted vasovasostomy，LAVV）及机器人辅助下腹腔内输精管吻合术（Robot-assisted vasovasostomy，RAVV）三种。

①开放显微输精管吻合

取原腹股沟疝修补切口，依次切开皮下各层组织，打开腹股沟管，分离输精管并沿输精管走行区域分别向上、下方探查，寻找梗阻点或离断处。30-G套管针向远睾端输精管内注入美蓝，导尿管内见蓝色液体，证明通畅。近睾端输精管内液体涂片送检，高倍镜下见精子证明近端输精管通畅。

充分暴露输精管是行无张力吻合的关键。输精管血运主要靠输精管动脉和提睾肌上的微小侧支循环供应。因此在分离输精管时应避免将输精管动脉从管壁上剥离。输精管两断端充分游离后，用输精管固定器对位。采用双针单丝尼龙线（10-0）行输精管黏膜层6点吻合，吻合时，必须保证两端输精管黏膜的吻合点对位准确，黏膜吻合口需平整，黏膜过多会阻塞管腔，造成吻合口狭窄和闭锁。9-0尼龙线行外层浆膜层吻合，进针避免过深而穿透黏膜层。最后以 6 针 6-0 尼龙线关闭鞘膜，防止输精管吻合后形成张力并有利于血管的形成。同法处理对侧输精管。

对高位输精管梗阻患者行开放探查及输精管重建是目前最成熟的技术，但其面临寻找输精管远端困难，远端的寻找有时需要在盆腔进行，且输精管及周围组织往往有严重的瘢痕，输精管分离困难等局限性。另外，由于缺血性萎缩，输精管可退化为纤维性条索。远端输精管在修整断面后，往往远近端吻合术要采用"垂直"方向进行，吻合张力大且难以做到严密的黏膜对黏膜吻合。此外，开放手术还存在疝复发可能及耗时长、疗效不确切等问题。

②腹腔镜辅助下输精管吻合术

不同于开放 MVV 术式，其不同点在于将输精管自内环处离断，从外环处引出，将输精管远近端吻合，旷置腹股沟段输精管，取得了 68% 的成功率。采取腹腔镜辅助"短路法"输精管吻合术治疗高位输精管梗阻，其优势在于不干扰腹股沟疝修补状况、近端输精管易寻找、吻合张力小。

手术要点如下：行阴囊纵切口探查，显露一侧睾丸、附睾及输精管。游离输精管后切开输精管腔，吸取其内液体光学显微镜下判断是否存在精子。泥鳅导丝导入判断梗阻点，同法探查对侧。于脐、麦氏点和反麦氏点置 10 mm、10 mm 和 5 mm Trocar，探查腹腔，在盆壁前切开腹膜，探查、游离输精管，为尽可能缩短输精管行程，必要时可切断双侧副脐韧带。在近外环处置入 5 mm Trocar 引出输精管，旷置腹股沟段输精管。输精管牵出后腹股沟区吻合方式同 MVV。

LAVV 术式在处理高位输精管梗阻存在许多优势，但腹腔镜辅助法仍需在腹股沟行切口，将远端输精管拖出腹壁进行吻合（因为腹腔镜的放大倍数、器械无法在腹腔内完成 10-0 线显微水平吻合）；而且对于一些梗阻位置过高、腹壁厚的肥胖病人，即使采用这种"短路"法，远近端吻合仍需要在"垂直"方向进行，不仅张力大，而且很难做到严密的黏膜对黏膜吻合，降低了手术成功率。

③机器人辅助下腹腔内输精管吻合术

其主要优势在于：机器人的放大高清 3D 视野、超越人手的调节角度、专用的精细操作器械（Black Diamond®）将常规腹腔镜与显微镜的优势合二为一，使体腔内的显微水平精准吻合成为可能，而且机器人系统避免了震颤，比人手更加稳定。目前，国内外少数中心报道了机器人辅助下全腹腔内高位输精管吻合术，具有一定的优势。

所需的机器人手术器械：达芬奇机器人系统、0 度机器人摄像系统（术中放大至 12~15 倍）、VITOM 摄像系统（STORZ）（术中放大至 16~20 倍）、输精管分离时 2 号和 3 号分别为单级弯剪（monopolar curved scissors）和马里兰双极电凝钳（maryland forceps bipolar），4 号臂为抓钳（cadiere forceps）。输精管吻合时 2 号和 3 号臂均为黑钻石显微持针器（Black Diamond Micro Forceps），4 号臂为剪刀（Potts scissors）

手术步骤如下：经腹腔途径制备气腹，于脐正中上方纵行切开皮肤，插入 12 cm Trocar，作为镜头孔。置入机器人镜头，直视下放置其他 Trocar，右侧腹直肌旁是 1 号臂 Trocar，左侧腹直肌旁是 2 号臂 Trocar，左右两点与脐水平，分别距镜头孔约 8~10 cm，两点与镜头孔连线约 150 度。3 号臂 Trocar 在 2 号臂的外上方，约 8~10 cm，两点连线与脐水平线约 15 度。辅助孔在 1 号臂外下方，约 8~10 cm，两点连线与脐水平线约 15 度。

在内环口处，打开腹膜，在腹膜后间隙找到输精管，盆腔段充分游离。找到狭窄段或输精管断端。充分游离近睾端输精管，裁剪狭窄段或断端。通过近睾端输精管管腔液涂片证实精子存在，远睾端输精管内插入静脉留置针套管注射美蓝，以观察远端输精管通畅。

适当调整输精管断端距离，先用 9–0 单针尼龙线行减张缝合浆肌层，再行输精管 - 输精管三层精准吻合。调整镜头与输精管的距离，适当扩张后，可看到输精管黏膜环。行输精管黏膜层的 6 点吻合，先用 10–0 双针缝合输精管后壁黏膜层 3 针并打结（见图 12–1），再缝合输精管前壁黏膜层 3 针，一起打结。接着用 9–0 单针尼龙线，在黏膜层缝线的中间进行输精管的浆肌层缝合，不要穿过输精管的黏膜层。最后，9–0 单针尼龙线缝合输精管外膜（见图 12–2）。充分止血，放置引流管，缝合切口。

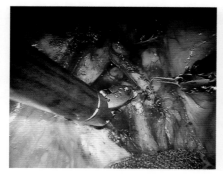

图 12-1　缝合输精管黏膜层

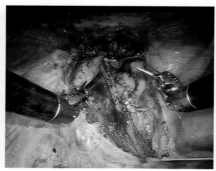

图 12-2　缝合完毕示意图

（三）辅助生殖治疗

对于手术失败、或者探查发现输精管远端梗阻或者长段梗阻，不具备手术条件者，可以通过睾丸或者附睾取精，结合 ICSI 技术生育子代。

（马建军　涂响安　王涛　刘继红）

第十三章　射精管梗阻所致梗阻性无精子症

本章要点

1. 射精管梗阻性无精子症是指射精管及开口部由于管前、管内及管外因素引起的精液排出不畅或阻塞所导致的一种梗阻性病变，分为先天性梗阻和继发性梗阻两类。先天性射精管梗阻的形成原因有中肾管、米勒管、前列腺小囊、以及精囊腺发育异常，继发性原因有感染、射精管和精囊内的结石或钙化、恶性肿瘤、创伤或医源性损伤及动力性梗阻。

2. 多数射精管梗阻性无精子症患者无阳性体征，偶尔可触及输精管增粗、附睾均匀性膨大，有时可出现附睾触痛或压痛。

3. 射精管梗阻性无精子症的精液特征总结为"四低"：精液量一般小于 1 ml；少精子症，双侧完全性梗阻者为无精子症；精液 pH 值降低，一般在 5.6~7.0；精浆果糖水平降低，甚至为 0。

4. 经直肠超声检查可较好地显示精囊、输精管壶腹、射精管和前列腺等结构，是诊断射精管梗阻性无精子症最常用的影像学方法。典型 TRUS 改变总结为：精囊扩张，精囊管直径 >1.5 cm；射精管扩张，直径 >2.3 mm；精阜内或射精管内钙化、结石；近精阜中线或偏离中线处存在囊肿。

5. 因射精管局部炎症水肿导致的不完全性梗阻，可予以抗感染、消炎和 α- 受体阻滞剂；有生育需求的梗阻性无精子症或重度少精子症、顽固性血精和 / 或射精痛可采用腹腔镜手术、经尿道射精管切除术（TURED）、经尿道射精管切开术（TUIED）、精道内镜技术治疗；试管婴儿治疗也是有效的补充性治疗手段。

第一节 射精管梗阻性无精子症的病因和分类

射精管梗阻（Ejaculatory duct obstruction，EDO）性无精子症是指射精管及开口部由于管前、管内及管外因素引起的精液排出不畅或阻塞所导致的一种梗阻性病变，是造成男性不育的重要原因之一。因 EDO 而丧失生育能力的患者在男性不育中约占 1%~5%。

根据 EDO 的发生原因，可将 EDO 分为先天性梗阻和继发性梗阻两类。

一、先天性 EDO

先天性 EDO 的形成原因有以下几种：

（一）中肾管（即午菲管）发育异常

射精管管腔形成障碍，导致射精管闭锁、狭窄或囊肿形成，造成 EDO。

（二）苗勒管发育异常

苗勒管未正常退化，形成苗勒管囊肿，该囊肿压迫射精管可导致梗阻；

（三）前列腺小囊发育异常

前列腺中央区腺管和腺体的分泌液积聚于开口狭小的前列腺小囊内，造成其扩张形成前列腺小囊囊肿，该囊肿压迫射精管可导致梗阻；

（四）精囊腺发育异常

精囊腺缺乏张力引起功能性障碍，精囊扩张形成囊肿可压迫射精管导致梗阻。可见，以上几种囊肿均可压迫射精管，导致射精管闭塞、狭窄，引起不完全性或完全性 EDO，最终导致无精子症或严重少弱精子症。不育男性约 17% 存在前列腺区域囊肿，而在普通人群中囊肿发生率为 5%。特发性射精管梗阻患者的囊性纤维化基因（Cystic fibrosisgene，CFTR）突变率为 50%，因而，先天性射精管梗阻患者应进行 CFTR 基因突变的遗传学评估。

二、继发性 EDO

（一）感染或炎症

常见原因为泌尿生殖道特异性和非特异性感染。多数感染为非特异性细菌感染，另外，淋球菌、结核分枝杆菌、病毒、衣原体及支原体、血吸虫等病原体也可以引起前列腺部尿道、精囊及射精管区域的特异性感染。感染后的炎症反应所致的局部充血、水肿或炎症后局部纤维化和瘢痕形成可引起射精管狭窄、梗阻或完全闭塞。

（二）结石或钙化

射精管和精囊内的结石或钙化是 EDO 发生的重要因素。EDO 可直接由射精管内的结石或钙化引起，亦可因输精管或精囊内结石排入射精管所致。而且，射精管本身存在感染或精囊液性状异常改变时更加容易形成精道内结石或局部钙化，并可加重已存在的梗阻。射精管管周的结石或钙化也可通过压迫作用导致 EDO。但一般认为无论钙化还是结石均不能单独作为 EDO 诊断的绝对指标。

（三）恶性肿瘤

当前列腺发生恶性肿瘤时，射精管可因肿瘤压迫或侵袭而受累，引起

EDO。有研究报道显示前列腺恶性肿瘤可引起输精管严重变形导致 EDO。

（四）创伤或医源性损伤

后尿道外伤或手术损伤产生的炎性反应和瘢痕可导致 EDO，如存在长期留置尿管病史，经尿道前列腺热疗、经尿道前列腺电切术，膀胱颈电切和盆腔手术、前列腺癌冷冻和高强度聚焦超声（HIFU）治疗、TURED 术后等。射精管不完全性梗阻手术治疗后可由于手术并发症而导致完全性梗阻。

（五）动力性梗阻

糖尿病等原发病引起的射精相关神经病变患者，可出现精囊、射精管收缩乏力所导致的动力性 EDO，其特点为：精液 pH 呈酸性，射精量减少，果糖显著减少或阴性。重度少弱精子症甚至无精子症，射精前后的精囊体积无明显变化等。

当 EDO 发生于其末端或开口处时，可引起射精管继发性全程扩张、膨大（管状扩张）或局限性扩张即射精管囊性扩张，在影像学上表现为"囊肿"，但临床上真正意义上的射精管囊肿极为少见。

根据 EDO 的发展病程及特点，可对应地将 EDO 分为完全性 EDO 和不完全性 EDO、单侧 EDO 和双侧 EDO、功能性 EDO 和器质性 EDO 等几类。完全性 EDO 在男性不育中约占 1%，不完全性 EDO 在男性不育中约占 4%，相比较而言，不完全性 EDO 患者的临床表现具有较多变异性。

第二节　射精管梗阻性无精子症的诊断

一、病史和症状

EDO 患者多因不育就诊，在询问病史时应详细询问患者的性生活史（包括性功能、性生活频率、有无性高潮、精液量、精液颜色、性状等）及生育史。询问病史时应重点关注患者既往有无前列腺炎、附睾炎等泌尿生殖道感染史、经尿道和盆腔手术史或生殖道创伤史和糖尿病。

根据发生梗阻的病因及程度不同，EDO 患者的临床症状各异。不完全梗阻患者可能症状不明显甚至无症状，但不完全梗阻可能进展为完全性梗阻。不育是患者最常见的临床表现，常伴有精液异常，表现为精液量减少、精液稀薄、无凝固状态，部分患者可出现射精乏力、射精时疼痛或射精后疼痛、血精、与射精相关的会阴部或睾丸疼痛不适、腰骶部酸痛、排尿困难等症状，亦可伴有前列腺炎或附睾炎表现。因此，没有单一症状或症状群可以特异性指向 EDO 的诊断。

二、体格检查

（一）全身检查

在诊断 EDO 时，应全面评估患者是否合并或伴随其他相关疾病。体格检查应重点关注患者第二性征和外生殖器发育情况。多数 EDO 患者无阳性体征，偶尔可触及输精管增粗、附睾均匀性膨大，有时可出现附睾触痛或压痛。EDO 患者如果合并精索静脉曲张或睾丸功能低下，患侧阴囊可触及蚯蚓团块状增大增粗的精索或睾丸萎缩变小。

（二）直肠指诊（Digital rectal examination，DRE）

精囊位于前列腺基底部上方，正常情况下柔软而光滑，一般不易被触及。EDO 时，精囊可出现扩张，部分患者可触及前列腺轮廓增大或前列腺区域囊性或实性肿块，有时可触及扩张增大的精囊。合并前列腺炎或附睾炎时，可有前列腺或附睾压痛。

三、实验室检查

（一）精液检查

精液检查是 EDO 最基本的筛查手段，主要包括精液常规，精浆生化检测，脱落细胞学和细菌培养等。精液分析异常经常是 EDO 患者唯一的异常发现。

正常人精液由来自睾丸、附睾、精囊腺、前列腺和尿道球腺的液体组成，大部分来自精囊，约占精液总量的 50%~80%。精囊液呈碱性，含有果糖和精液凝固因子，前列腺液占精液总量的 20%~30%，呈弱酸性（pH 为 6.5 左右），含有多种蛋白水解酶和纤维蛋白酶。EDO 时，精液中来自睾丸、附睾、精囊腺的液体显著减少或缺乏，主要为前列腺液及尿道球腺液，因此，完全性 EDO 患者精液检查通常特征性表现为精液量显著减少，常少于 1 ml，呈酸性，无精子，不含果糖和中性 α– 葡萄糖苷酶，精浆酸性磷酸酶（Acid phosphatase，ACP）或柠檬酸水平升高，精液不凝固；不完全性梗阻患者表现为精液量少，常少于 1.5 ml，pH 降低，精浆果糖和中性 α– 葡萄糖苷酶含量降低，ACP 或柠檬酸水平升高或正常，少弱精子症或无精子症。

Paick 等将 EDO 患者的精液特征总结为"四低"：

（1）精液量小于 2 ml，梗阻越重，精液量越少；完全性 EDO 患者的精液量一般小于 1 ml，而不完全性 EDO 患者的精液量一般小于 1.5 ml；

（2）少精子症，双侧完全性梗阻者为无精子症；

（3）精液 pH 值降低，一般在 5.6~7.0；

（4）精浆果糖水平降低，甚至为 0。Pryor 和 Hendry 认为可触及输精管的患者，如果具有低体积的酸性精液而且果糖缺乏可明确诊断为 EDO。

精液脱落细胞学检查对确定有无感染、出血或附属性腺损伤具有帮助。前列腺炎、附睾炎、精囊炎、尿路感染时，精液中会出现脓细胞、红细胞甚至脱落的上皮细胞。特征性精囊上皮细胞和前列腺上皮细胞的出现有助于精囊炎和前列腺炎的确诊。精液生精细胞的检查对鉴别完全性和不完全性梗阻亦有帮助。精液细菌培养，对确定生殖道感染的病原体及其敏感药物很有帮助，对临床药物治疗具有重要指导作用。

（二）精囊穿刺液分析

TRUS 引导下精囊穿刺抽吸对不完全性 EDO 具有诊断价值。有学者认为射精后 24 小时内进行精囊穿刺抽吸，抽吸的精囊液中每高倍镜视野下（400×）如果超过 3 个活动精子，则提示存在 EDO。因此精囊穿刺可作为诊断 EDO 的辅助手段，并且可收集抽吸的精子用于辅助生殖。Engin 等比较了 TRUS 引导下精囊抽吸和单独 TRUS 对 70 例患者在诊断 EDO 中的价值，结果显示在 TRUS 的诊断中，78.6% 的患者发现具有 EDO 证据，然而，在 TRUS 提示的梗阻患者中，仅有 49.1% 的患者应用精囊抽吸得到证实，因而，单独应用 TRUS 进行 EDO 诊断并不可靠。应用精囊穿刺技术不仅可以辅助诊断 EDO，还可在精囊穿刺时注入造影剂，进行精道造影以明确梗阻部位。

四、影像学检查

（一）TRUS

TRUS 检查经济、便捷、无创，可较好地显示精囊、输精管壶腹、射精管和前列腺等结构，是诊断 EDO 最常用的标准影像学方法。EDO 患者的 TRUS 发现包括：出现中线囊肿，精囊或射精管扩张，提示钙化的强回声，输精管缺如，前列腺内苗勒管残迹，沿管道本身的囊肿。少精症或无精子症不育男性出现上述每一项均高度提示 EDO。Turek 等对 EDO 的典型 TRUS 改变总结为：

（1）精囊扩张，精囊管直径 >1.5（图 13-1）；输精管壶腹部扩张，直径 >6 mm；

（2）射精管扩张，直径 >2.3 mm；

（3）精阜内或射精管内钙化、结石；

（4）近精阜中线或偏离中线处存在囊肿（射精管囊肿需与苗勒管囊肿或午菲管囊肿相鉴别）。临床上，在射精管区域较常见的囊肿主要有四种：前列腺小囊囊肿，苗勒管囊肿，午菲管囊肿和精囊囊肿。超声检查时应结合各类囊肿的基本形态和定位特征进行鉴别。

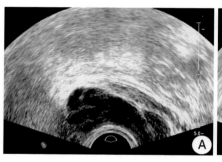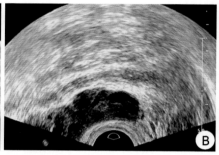

图 13-1　精囊腺管扩张的超声影像学特征

A. 右侧精囊；B. 左侧精囊。双侧精囊体积增大，腺管扩张，其内显示为管状无回声暗区，最大管腔内径超过 15 mm。

TRUS 是一种常规基本筛查手段，对 EDO 和射精管区域的异常改变具有重要诊断意义。然而，TRUS 仅能提供解剖细节的静态影像，不能提供与精囊排空有关的功能性信息。另外，EDO 患者并不总是表现为精囊扩张，部分患者可能 TRUS 表现正常，而生育力正常的男性由于禁欲时间的延长，有时也可出现精囊扩张现象，因而，精囊扩张是一种敏感、但非特异性的 EDO 征象。TRUS 是诊断 EDO 的敏感性影像技术，但缺乏特异性。有研究显示单纯应用 TRUS 对 EDO 诊断的假阳性率达 50%。

（二）MRI

MRI 检查是附属性腺及其导管影像学检查的金标准。当 TRUS 检查对精囊、射精管等结构显示不满意，难以做出诊断或对超声检查结果具有怀疑时，应该选择 MRI 检查。MRI 检查可从横断面、冠状面和矢状面三个方向显示射精管及其周围结构，能准确显示 EDO 的部位、程度及病因。MRI 不但可以准确评估 EDO 的部位和长度，而且可为进行经尿道精道内镜操作或进行 TURED 提供必要的前列腺部尿道及射精管区域相关特征性改变的精确图像。

EDO 典型 MRI 表现是射精管扩张或囊肿，可合并精囊扩张，或射精管区域囊肿或精囊内信号强度异常改变。生理情况下，射精管的正常内径仅约 1.1~1.2 mm。个别情况下，在 MRI 矢状面影像下可清晰显示射精管走行情况（图 13-2）。有学者

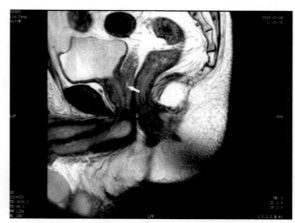

图 13-2　MRI 矢状面下所示正常射精管影像

提出射精管扩张的判断标准是射精管管径 >2 mm（图 13-3），精囊扩张的判断标准是精囊宽度超过 1.7 cm（图 13-4）。常见的射精管区域囊肿如前列腺小囊囊肿及苗勒管囊肿均可能阻塞射精管开口，导致 EDO。苗勒管囊肿在横断面显示为前列腺中线区域、中上部及以上平面的卵圆形囊性结构，在 T1WI 和 T2WI 下均呈中高信号影，矢状面显示该囊肿为前列腺及以上平面，常超越前列腺底部界限的泪滴状囊性结构（图 13-5）。前列腺小囊囊肿在横断面显示为前列腺中线区域、中部平面的圆形或卵圆形囊性结构，在 T1WI 下常呈低信号影，在 T2WI 下呈高信号影，矢状面显示该囊肿限于前列腺后上方边界之内（图 13-6）。射精管或精囊腺合并出血时，可在射精管或精囊区域显示 MRI 信号强度异常改变，新鲜出血在 T1WI 下呈高信号影，在 T2WI 下呈低信号影，而陈旧性出血在 T1WI 和 T2WI 下均呈中等至高强度信号影。

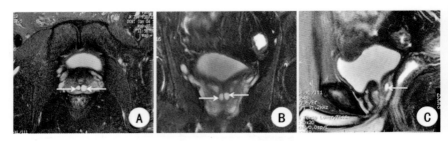

图 13-3　射精管囊肿典型 MRI 影像学特征

患者 25 岁，少精子症。A.横断面；B.冠状面；T2 加权像显示前列腺旁正中线沿双侧射精管走行区域可见两个对称的卵圆形囊性结构，呈高信号强度；C.矢状面；T2 加权像显示双侧囊性结构分别与同侧精囊腺相延续。该影像学特征提示为双侧射精管扩张或囊肿形成。

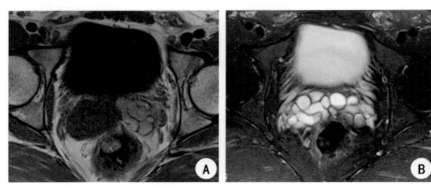

图 13-4　双侧精囊扩张并左侧精囊陈旧性出血 MRI 影像学特征

患者 27 岁，反复血精 2 年。A：横断面 T1 加权像显示双侧精囊囊状扩张，右侧精囊呈弥漫性正常低信号影，左侧精囊呈增高中等信号影，可见腺管状结构；B：横断面 T2 加权像显示右侧精囊呈正常高信号影，左侧精囊呈中高信号影，部分腺管内可见分层现象。该影像学特征提示为双侧精囊扩张并左侧精囊陈旧性出血。

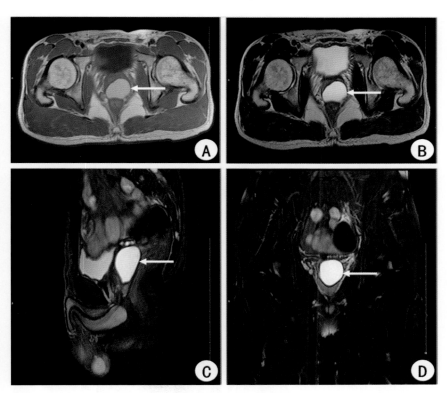

图 13-5　苗勒管囊肿 MRI 影像学特征

患者 33 岁，血精 10 年。A.横断面 T1 加权像显示前列腺中线后上方区域存在一卵圆形囊性
结构，大小约 5.5 cm×4.5 cm，呈中等信号影；B.该囊肿在横断面 T2 加权像上呈高信号影；
C.该囊肿在矢状面 T2 加权像上呈典型泪滴状高信号影，边界超越前列腺轮廓后上方，向前
列腺底部以上延伸至精囊水平，边缘光滑清晰；D.该囊肿在冠状面 T2 加权像上呈卵圆形高
信号影，位于前列腺中线后上方区域。该影像学特征提示为典型苗勒管囊肿。

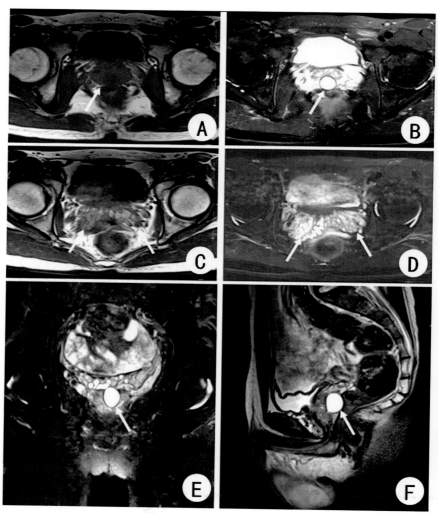

图 13-6　前列腺小囊囊肿伴双侧精囊出血 MRI 影像学特征

患者44岁，反复血精1年。A.横断面T1加权像显示前列腺中线区域可见一边缘光滑的椭圆形低信号影，提示为囊肿；B.横断面T2加权像显示该囊肿为高信号影，大小约0.8×1.0 cm；C.横断面T1加权像显示双侧精囊呈可见小管结构的中高信号影；D.横断面T2加权像显示双侧精囊仍呈明显高信号影；E.冠状面T2加权像显示该囊肿位于正中线前列腺中上方部区域；F.矢状面T1加权像显示该囊肿在前列腺后上方区域、前列腺轮廓之内，呈中等信号影。该影像学特征提示为前列腺小囊囊肿，双侧精囊陈旧性出血。

应用直肠内 MRI 线圈可使盆腔解剖结构显示更清晰，对 EDO 的鉴别诊断有重要应用价值。但是同 TRUS 一样，对于精囊及输精管壶腹无明显扩张的不完全性 EDO 患者，MRI 的诊断成功率也较低。无论 MRI 还是 TRUS 均不能提供足够的分辨率，实现对射精管状态的直接观察，而且，两者均不能分辨功能性 EDO，因而，仅基于 MRI 或 TRUS 发现做出治疗决策可能导致不必要的手术操作。

（三）CT

CT 对于前列腺、精囊腺、射精管等盆腔脏器的显示与 MRI 相比没有优势。EDO 患者 CT 平扫及三维成像可见双侧精囊增大、精囊管扩张甚至呈囊状改变。增强扫描：精囊囊壁轻度强化，囊内呈低密度改变。但 CT 及三维成像均难以分辨狭窄的射精管。因此临床上很少将 CT 用于 EDO 的诊断。

（四）精道造影

精道造影既往曾被认为是诊断 EDO 的"金标准"。但精道造影是一种侵入性检查，需要在局部麻醉下进行，并且暴露于 X 线下，还有引起远离原发病灶的生殖管道损伤和继发性梗阻的可能。有研究表明，输精管穿刺及注射造影剂可引起继发性输精管梗阻的发生率约为 15%。近年来，随着其他相关影像学技术的发展和对 EDO 认识的深入，常无需借助精道造影，也可通过其他相关检查和综合分析获得诊断，因而，欧美男性不育诊治指南已经不推荐使用该项检查。可以通过 TRUS 引导下的精囊穿刺注入稀释的亚甲蓝溶液，在膀胱尿道镜检查中是否看到亚甲蓝从而判断射精管的通畅性。精囊造影在大约 2/3 的患者中可以获得逆行的输精管造影影像，从而证实输精管的通畅性。EDO 的判断也可直接进行色素通畅试验：即将靛蓝或亚甲蓝注入每一侧精囊内，然后观察和评估是否有色素顺行从精囊内流入前列腺部尿道。

目前尽管存在多种评价 EDO 的检查方法，但这些检查用于诊断 EDO 的敏感性尚不清楚。Purohit 等进行的一项前瞻性研究评价了 TRUS、射精管色素通畅试验、精囊造影和精囊穿刺抽吸这四种方法在 EDO 诊断中的作用，指出 TRUS 并不是诊断 EDO 的最精确的方法，射精管色素通畅试验是诊断完全性或不完全性 EDO 的最准确的方法。

（五）经尿道精道内镜检查：应用 4.5~7.5Fr 小口径输尿管镜可以经尿道到达射精管、精囊及输精管壶腹部，对该区域进行详细观察，从而明确输精管梗阻的原因、部位和程度，并可同时对 EDO 进行相应治疗。

第三节　射精管梗阻性无精子症的治疗

一、观察随访

EDO 是一种良性病理状态，对于体检时偶然发现存在 EDO 或相关囊性病变而无生育要求和无明显症状者，可观察随访。

二、药物治疗

对于某些不完全性 EDO 的患者，尤其是近期发生过尿道炎、前列腺炎及精囊腺炎，或近期接受过尿道侵入性检查或操作的患者，尿液、前列腺液或精液标本中可见白细胞，考虑为射精管局部炎症水肿导致的不完全性梗阻，可给予药物治疗。

（一）抗生素治疗

可进行尿液、前列腺液、精液或尿道拭子等的细菌、支原体和衣原体等病原微生物的培养，并根据药敏结果选择相应抗生素。病原学培养结果出来之前，或病原学培养没有发现致病微生物，但高度怀疑是泌尿生殖系感染，可尝试经验性用药。常用的药物有氟喹诺酮类、β- 内酰胺类、复方新诺明、阿奇霉素、多西环素、甲硝唑等，2 周为一个疗程。

（二）抗炎药物

非甾体类抗炎药物可减轻局部炎症反应，有助于减轻炎症引起的 EDO，改善症状。

（三）α- 受体阻滞剂

研究发现，射精管平滑肌存在自主收缩，去甲肾上腺素可以增加射精管平滑肌的基础张力及收缩频率，这些作用可以被 α- 受体阻滞剂竞争性抑制。因此，α- 受体阻滞剂可以通过松弛射精管平滑肌而治疗 EDO。刘边疆等应用 α- 受体阻滞剂治疗精道内镜术后射精痛，效果显著。

三、手术治疗

EDO 手术治疗的适应证包括：有生育需求的患者由于梗阻性无精子症或重度少精子症导致不育，顽固性血精和 / 或射精痛。常用手术方法有：腹腔镜手术、经尿道射精管切除术（TURED）、经尿道射精管切开术（TUIED）、精道内镜技术治疗、介入性手术等。治疗方法还包括内镜下激光辅助射精管切除或顺行精囊冲洗，也有应用 9Fr 精道内镜或球囊进行射精管扩张的报道。

（一）腹腔镜手术

腹腔镜手术治疗精囊囊肿的可行性及有效性已经得到证实。Moudouni 等通过腹腔镜手术治疗有症状的精囊囊肿，认为腹腔镜手术可以最大限度地减少手术的创伤及缩短患者术后恢复的时间。但是腹腔镜手术仅仅适用于精囊囊肿较大产生压迫症状的患者，而且切除精囊囊肿仅能改善囊肿所致的压迫症状，不能疏通 EDO，无助于改善精液参数。对于因射精管周围囊性病变压迫导致的 EDO，腹腔镜下囊性病变的切除可能达到解除压迫和梗阻的目的。

（二）TURED

TURED 曾经一直是治疗 EDO 的标准方法。1973 年，Farley 和 Barnes 首先介绍了 TURED 手术。由于其具有创伤小、操作简单、出血和并发症少、疗效较满意等优点，随后在临床上得到广泛应用。但病因不同，治疗效果也存在差异。有研究显示该手术对精液的改善率为 44.5%~90.5%，术后配偶受孕率约 13%~31%。其中，不完全性梗阻的疗效优于完全性梗阻，伴有囊肿的 EDO 患者的疗效优于不伴囊肿的 EDO 患者。Fisch 等研究了 TURED 应用于先天性和获得性 EDO 患者的疗效，结果发现 100% 的先天性 EDO 患者的精液参数（精子运动能力和体积）明显增加，83% 的患者精子计数明显提高，66% 的患者能够成功生育；而获得性 EDO 的患者中，只有 37.5% 的患者精液参数得到改善，12.5% 的患者获得生育能力。继发于 EDO 的射精痛通常可通过 TURED 治疗得到缓解。TURED 后患者的性交后痛和会阴痛的长期缓解率可达到 60%。Yurdakul 等的研究显示 TURED 后 100% 患者精液体积恢复正常。Smith 等对其长达十年以上的系列病例的研究显示，TURED 对低体积无精子症或低体积少弱精子症的治疗具有相同疗效（65~70%）。

手术步骤：硬膜外阻滞麻醉或全麻后，患者取截石位，直视下置入电切镜，首先初步了解精阜、膀胱颈及尿道外括约肌情况，然后详细观察中线有无囊肿，射精管开口情况，精阜的形态，有无局部炎性钙化等。然后使用小儿电切镜（具有较小的电切环）或传统电切镜的细电切环电切中线区域精阜（针对完全性梗阻）或一侧精阜（针对一侧梗阻者进行半TURED）。为尽可能减少射精管口的热损伤，电切时可应用纯电切电流。当梗阻发生于近端射精管时，为避免直肠的意外损伤，电切时可同时应用 TRUS 做引导以判断切除的程度和深度，防止损伤直肠，膀胱颈和外括约肌。单侧 EDO 患者行半 TURED 可避免对整个精阜的切除。恰当的切除深度是观察到从切开的射精管内有云雾状乳白色精囊液流出（图 13-7）。当小心切除精阜或切开囊肿盖，见到射精管结构时，助手或术者食指可伸入患者肛门内进行精囊按摩，如射精管口有精囊液流出，则表明已经解除 EDO。确定双侧射精管通畅后，创面止血，退出电切镜，留置 F16~F18

双腔或三腔气囊尿管。TURED 以往常采用普通电切，近年来也有学者应用经尿道双极等离子体电切技术进行 TURED。

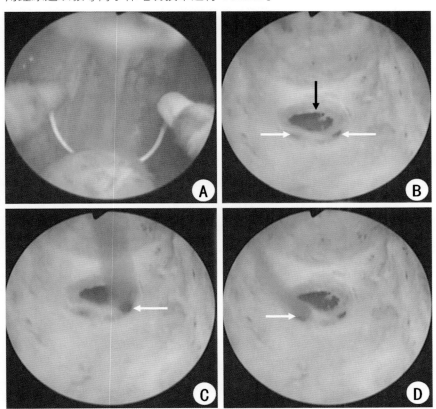

图 13-7　EDO 患者行射精管远端切除术

A：切除精阜；B：显露前列腺小囊（黑色箭头所示）及双侧射精管口（白色箭头所示）；C：挤压左侧精囊，左侧射精管口溢出暗红色胶冻样液体（白色箭头所示）；D：挤压右侧精囊，右侧射精管口溢出暗红色胶冻样液体（白色箭头所示）。

术中注意事项如下：

（1）TURED 事实上是精阜的去顶状电切，切除范围仅需涵盖隆起的精阜，深度约 3~5 mm；EDO 患者多为中青年男性，前列腺体积较小，电切时需特别小心，应采取薄层电切，以免电切过深，引起直肠损伤。

（2）尽量避免在射精管区域进行电凝止血，以免引起术后射精管再次狭窄或梗阻；

（3）术中可由助手或术者进行经直肠双侧精囊按摩，辅助判断电切的深度和范围以及射精管的通畅性。

围手术期并发症：文献报道 TURED 的并发症发生率约 13%~26%。术后即刻患者可能出现急性附睾炎和显著血尿。在一项应用 TURED 治疗 EDO 的 24 例患者研究中，两例患者出现显著血尿需要重复留置尿管。另一项 23 例患者的回顾性研究中，2 例患者出现术后附睾炎。个别患者尿管拔出后可发生急性尿潴留，尤其是此前有排尿困难的患者，常需要再次留置尿管 24~48 小时。电切过远导致外括约肌损伤可能导致输精管内尿液反流，精囊炎和尿失禁。勃起功能障碍和直肠穿孔罕见。约 10%~15% 的低精液体积的无精子症患者在 TURED 后转化为正常体积的无精子症。应用 TURED 治疗后约 4% 的患者由不完全性 EDO 变为无精子症，这可能是术后继发射精管纤维化所致。因而，不愿承受 TURED 潜在风险的患者，或者无法进行 TURED 的患者，应考虑通过手术获取精子进行 ICSI 辅助生殖。

并发症预防措施如下：

1. 尿液反流

部分患者术后可有尿液反流到前列腺小囊、射精管和精囊内，表现为水样精液。尿液反流可能会改变精液 pH 值、渗透压，从而降低精子活动率和存活率，也可能增加精道逆行感染的机会，造成输精管、精囊和附睾的急慢性炎症，甚至再次引起 EDO。预防措施：注意掌握术中 TURED 的深度，以使射精管恢复通畅为准。术前术后适当应用抗生素，术后保持尿管引流通畅，尿管留置时间一般不宜过长，以 1~2 d 为宜。

2. 附睾炎

尿液反流导致急性或慢性附睾炎，反复发作可引起附睾管闭塞，导致附睾梗阻性无精子症。预防措施：早期预防性应用抗生素，尽早拔除尿管。如果反复发作或转变为慢性，可做输精管结扎或附睾切除。

3. 术后出血

必要时给予气囊尿管压迫，延长留置尿管时间、膀胱持续或间断冲洗，严重者再次手术止血。预防措施：TURED 时注意控制电切深度和范围，创面适当电灼止血。

4. EDO 复发

TURED 术后可由于切口区域纤维化、瘢痕形成，而再度发生 EDO。预防措施：术后 2 周内每日进行精囊按摩，使射精管保持引流通畅，或鼓励患者术后早期（数日内）积极恢复性生活或规律性手淫排精。

5. 逆行射精和膀胱颈痉挛

膀胱颈切除或电凝过多，热传导效应可导致尿道内括约肌功能受损或膀胱颈部组织纤维化，术后有可能发生逆行射精或膀胱颈挛缩。预防措施：TURED 时避免精阜近端的过度电切。对于逆行射精，可首先尝试药物治疗，无效后可收集性高潮后尿液，获取精子作人工授精。

6. 尿失禁和尿道直肠瘘

TURED 术时损伤远端尿道括约肌和切除过深损伤直肠所致。预防措施：术中严格控制电切深度。

（三）经尿道射精管切开术（TUIED）

对于 EDO 段较短或仅射精管开口处闭锁的患者，可通过 TUIED 来治疗，也可以用冷刀或激光切开射精管开口，使射精管恢复通畅。TUIED 和 TURED 手术方式本质上没有区别，主要是切除程度的不同。

Manohar 等评估了 25 例伴有血精的 EDO 患者经过 TUIED 治疗的效果，结果有 96% 的患者 EDO 的症状得到明显改善，所有患者的血精和 / 或射精痛症状得到完全缓解，其中有 3 例患者有短暂性附睾炎，无逆行射精。TUIED 比 TURED 创伤更小，并发症更少。

（四）经尿道精道内镜技术

近年来，应用 4.5~9Fr 输尿管镜作为精道内镜，用于对顽固性血精、

EDO、精囊结石等精囊和射精管相关疾病的诊断和治疗，获得了满意效果。术后患者血精及会阴部疼痛等临床症状可明显缓解，精液量、精子密度、精子活动率等精液参数可有不同程度的改善，而且术后并发症发生率极低，因而精道内镜技术已经成为诊断和治疗 EDO、精囊结石、顽固性血精等疾病安全有效的新手段。Wang 等对 21 例影像学检查证实存在 EDO 导致的精液量减少或无精子症的患者，用 6Fr 输尿管镜，在斑马导丝引导下，经前列腺小囊内进镜，进行精道内血块、结石、胶冻样物质清除和抗生素冲洗。术后 1~3 个月，11 例患者精液中检测到精子；术后 3~12 个月，又有 8 例患者精液中检测到精子；在术后 12 个月内仅有 2 例患者精液内未检测到精子；未发现附睾炎、逆行射精、尿失禁及直肠损伤等并发症。Xu 等观察了应用精道内镜技术治疗 22 例 EDO 性无精子症患者的疗效，结果 18 例患者成功通过使用 9Fr 精道内镜使射精管得到扩张，其余 4 例没有找到射精管开口（后通过 TURED 治疗），18 例通过精道内镜治疗的患者精液量增加，其中 13 例患者的精液中出现精子，7 例患者的精液分析达到正常水平，6 例患者使其妻子怀孕。张卫星等比较了 TURED 与精道内镜技术治疗 EDO 引起的无精子症的临床疗效，发现两种术式对精液参数及配偶受孕率的改善无统计学差异，而精道内镜组的并发症发生率明显低于 TURED 组。

手术步骤：麻醉成功后取截石位。可首先应用普通电切镜进镜对后尿道、精阜、前列腺及膀胱进行观察。然后进行经直肠精囊按摩，通过观察精囊液的溢出确定射精管开口的准确部位（图 13-8）。接着置入精道内镜（4.5~6 Fr 为宜），直视下向射精管开口插入斑马导丝或输尿管导管（3Fr 或更细）作为引导，沿导丝边扩张边进镜，从而实现沿射精管生理性通道进入精囊。部分 EDO 患者因病变本身导致精道内镜下不易找到射精管开口，此时可在导丝或 4Fr 输尿管导管引导下将精道内镜置入前列腺小囊内。镜下观察，若在侧后壁 4~5 点和 7~8 点区域发现射精管病理性开口，可沿之直接进镜；若射精管与前列腺小囊无交通，可应用斑马导丝或输尿管导管在小囊侧后壁 4~5 点和 7~8 点膜状薄弱区域试插，若产生突破感，常表明导丝顺利插入射精管及精囊，即可沿导丝插入精道内镜；也可应用钬激光对膜状薄弱区域进行气化形成通道，然后可沿该通道进镜（图

13-9，图 13-10）；还可直接应用精道内镜（4.5~6 Fr 为宜）前端的锐利边缘向薄弱区域戳开一通道，从而进镜观察。若上述方法均不凑效，可先行 TURED 显露射精管开口后再换用精道内镜观察。

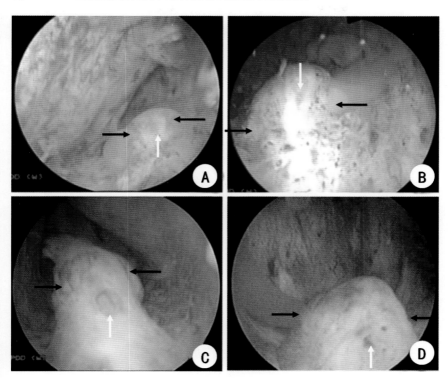

图 13-8　内镜下所见前列腺小囊开口（白箭头）与双侧射精管开口（黑箭头）的定位特征

双侧射精管开口均通过经直肠精囊按摩，见到精囊液溢出确认。A：前列腺小囊开口位于精阜顶端，双侧射精管开口之间，与双侧射精管开口呈直线排列；B：前列腺小囊开口呈裂隙样，与双侧射精管开口呈三角形排列；C：前列腺小囊开口呈卵圆形腔隙，与双侧射精管开口呈倒三角形排列；D：前列腺小囊开口与双侧射精管开口呈倒三角形排列。

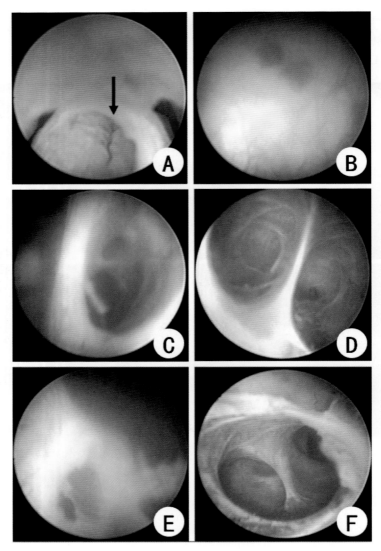

图 13-9　经前列腺小囊进行精道内镜检查

A：箭头所示为前列腺小囊开口；B：精道内镜经前列腺小囊开口进入前列腺小囊内；C：在前列腺小囊侧后壁 4~5 点区域发现射精管异常开口；D：精道内镜沿异常开口进入左侧精囊；E：在前列腺 小囊侧后壁 7~8 点处以钬激光烧灼的方法进行开窗，形成右侧射精管短路开口；F：精道内镜沿该短路开口进入右侧精囊。

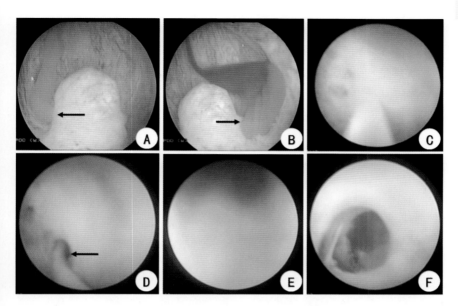

图 13-10　顽固性血精患者经前列腺小囊内开窗进镜行精道内镜检查

A. 经直肠进行右侧精囊按摩，显示右侧射精管口有多量灰白色胶冻样精囊液溢出，表明血精并非来自右侧精囊；B. 继续经直肠进行左侧精囊按摩，显示左侧射精管口有明显鲜红色精囊液溢出，表明血精来自左侧精囊；C. 应用斑马导丝硬头在前列腺小囊侧后壁 5 点区域进行试插，如果存在明显突破感，即更换软头沿该通道插入；D. 斑马导丝沿该通道无阻力顺利插入 3~5 cm，表明尖端已经顺利插入精囊内；E. 精道内镜沿导丝顺利进入左侧精囊，可见精囊内充满大量鲜红色精囊液；F. 冲洗观察完毕后，精道内镜退至小囊内，可观察到小囊侧后壁 5 点区域已经形成大小适中的开窗通道。

　　精道内镜手术成功的关键在于找到射精管开口并成功进镜，因而，对于射精管开口的准确定位需要具有明确的认识。李彦锋团队对前列腺小囊开口和射精管开口准确位置的观察性研究显示：射精管开口均位于精阜区域前列腺小囊开口两侧旁开 1~2 mm 处，与前列腺小囊开口构成三角形或直线排列（图 13-8）。其中呈等边三角形排列者占 44.2%，呈倒三角形排列者占 25.6%，呈横行或斜行直线排列者占 30.2%。由于正常射精管开口在非扩张状态下内径仅 1.0 mm，现有精道内镜最小口径为 4.5Fr，同时由于射精管开口角度的关系，经正常射精管口逆行插入精道内镜常较为困难。正常生理情况下，射精管走行路径非常贴近前列腺小囊。前列腺小囊侧后壁 4~5 点和 7~8 点区域常存在两个对称的膜状薄弱区，此处仅有前列腺小囊囊壁和射精管管壁相间隔，极为薄弱，临床上常可通过该薄弱区开窗进镜，从而进入精囊和输精管壶腹部进行观察。临床上偶见少数患者由于射精管远端梗阻或先天性发育异常，在前列腺小囊侧后壁 4~5 点和 7~8 点形成继发性异位开口（图 13-11）。

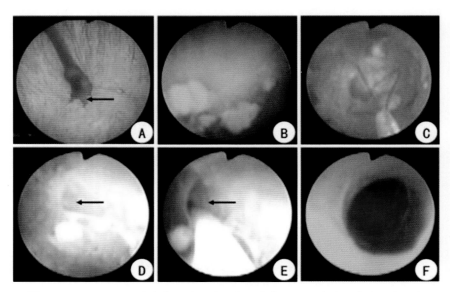

图 13-11　顽固性血精患者经前列腺小囊内异常开口进镜进行精道内镜检查

A. 经直肠进行双侧精囊按摩，显示双侧射精管均未见精囊液溢出，而从前列腺小囊开口见小囊内有明显血性液体溢出；B. 导丝引导下将精道内镜置入前列腺小囊内，可见小囊内有多量散在的小结石；C. 应用套石篮将结石套取出；D. 小囊侧后壁 5 点方位可见射精管在小囊内形成异常开口；E. 泥鳅导丝　沿该异常开口可顺利插入 3~5 cm；F. 精道内镜沿导丝顺利置入左侧精囊内，并可见精囊黏膜存在散在斑片状出血点。

精道内镜下可根据观察所见进行相应治疗性操作。正常精囊内壁存在大量皱襞和小房小梁，可观察到乳白色胶冻样精囊液。在精囊的内侧，可观察到输精管壶腹部。EDO 患者精囊内的皱襞组织会相对平坦，小房小梁减少或消失，精囊腔增大，偶可见精囊或射精管内结石，血精患者可见血性精囊液。对于精囊结石可采用异物钳直接取出或钬激光碎石后冲出。有息肉患者可先取活检后用激光切除息肉。伴血精者可用生理盐水或抗生素盐水反复冲洗精囊腔，将血性精囊液冲出。术后留置尿管 24 h。

目前一般认为，精道内镜技术不仅能取得和 TURED 同样的疗效，还能进一步减少并发症。精道内镜技术创伤小、效果好、恢复快、并发症少，有望替代 TURED 成为治疗复发性和顽固性血精、精囊结石、精囊囊肿、射精管狭窄或梗阻的首选方法。对于经自然通道进镜或前列腺小囊内开窗进镜困难者，可将 TURED（TUIED）和精道内镜技术联合使用，从而达到最佳的治疗目的。

（五）介入治疗

有学者采用介入方法治疗射精管区域的囊性病变，发现也有一定疗效。王旸等对伴有 EDO 症状的苗勒管囊肿行超声引导下 20 G 穿刺针穿刺注入无水乙醇进行硬化治疗，发现治疗后 6 个月全部囊肿均消失，超声检查 EDO 解除，无严重并发症发生。Kayser 等在经直肠超声引导下行精囊穿刺、顺行球囊扩张治疗 EDO，发现可明显缓解慢性盆腔痛、射精痛等症状，改善精液参数。

（六）辅助生殖技术

对于同时存在睾丸内梗阻等情况，不能行外科手术治疗或手术治疗失败的患者，可通过睾丸穿刺取精，进行辅助生殖治疗，从而达到成功生育目的。

（李彦锋）

第十四章　先天性输精管缺如

本章要点

1. 先天性输精管缺如是男性生殖系统的一种先天性发育缺陷，可分为三种不同的亚临床类型：先天性双侧输精管缺如、先天性单侧输精管缺如和先天性双侧输精管发育不良。

2. 大部分先天性输精管缺如患者睾丸生精功能正常，常伴有精囊腺缺如，附睾可正常、缺如或部分缺如，部分可合并肾脏发育异常。

3. 大部分先天性输精管缺如可通过男性专科体检初步诊断，生殖系统超声或磁共振检查可明确诊断。精浆生化检查可以协助诊断，精浆中性α-葡萄糖苷酶含量常下降，如精浆果糖含量下降，提示合并精囊腺缺如。

4. 先天性双侧输精管缺如或发育不良因完全性输精管道梗阻，表现为无精子症，如睾丸生精功能正常，可通过辅助生殖技术生育子代。

5. 单侧输精管缺如根据对侧输精管情况，可表现为无精子症，少精子症或正常。无精子症病例可尝试行对侧输精管探查、输精管附睾显微吻合术或者辅助生殖技术治疗。

一、概述

先天性输精管缺如（Congenital absence of vas deferens，CAVD）是男性生殖系统的一种先天性发育缺陷。Hunter 在 18 世纪最早报道了一例右侧阴囊段输精管缺如和双侧附睾体尾部缺如的病例。Wagenknecht 将 CAVD 分为三种不同的亚临床类型：先天性双侧输精管缺如（Congenital bilateral absence of vas deferens，CBAVD）、先天性单侧输精管缺如（Congenital unilateral absence of vas deferens，CUAVD）和先天性双侧输精管发育不良（Congenital bilateral partial aplasia of vas deferens，CPAVD）。其中，CUAVD 又根据缺如之外的另一侧输精管的不同情况分为对侧输精管正常的 CUAVD，对侧输精管梗阻的 CUAVD 及对侧输精管发育不良的 CUAVD。Miller 等对 23013 名行输精管结扎节育术的男性统计发现 0.36% 存在 CUAVD 情况，故不能排除单侧缺如对侧正常者仍可能具有正常生育力。

CAVD 是男性不育的重要病因，流行病学调查显示 CAVD 在男性不育症中占 0.4%~2%，其中 CBAVD 在梗阻性无精子症（Obstructive azoospermia，OA）至少占 6%。CAVD 的发病原因尚不十分明确，目前主要有以下两大观点：

（1）从胚胎发育学角度来看，由于输精管是由中肾管发育而来的，学者们认为在胚胎发育过程中，中肾管发育障碍会导致输精管缺如的发生；

（2）从遗传学角度来看，国内外众多研究表明 58%~88% 的 CAVD 发生与囊性纤维化跨膜转导调节因子基因（Cystic fibrosis transmembrane conductance regulator，CFTR）突变和多态性相关，Yang 等报道黏附型 G 蛋白耦联受体 G2（Adhesion G Protein-Coupled Receptor G2，ADGRG2）基因突变可能导致 X 连锁遗传 CBAVD。

二、男科学检查

（一）体格检查

触诊输精管是否存在，还包括触诊附睾、睾丸及阴茎、阴囊发育情况。阴囊查体对 CAVD 的诊断具有重要价值，约 2/3 的病例可触及阴囊段输精管缺如或发育不良即可作出初步诊断，但节段性缺如或发育不良的患者阴囊段也可存在或部分存在。

（二）精液分析

CBAVD 及 CPAVD 为完全性输精管道梗阻，表现为无精子症，CUAVD 根据对侧输精管情况，可表现为无精子症，少精子症或正常。合并精囊腺异常者精液体积小于 1.5 ml，伴 pH 值下降。

（三）精浆生化

中性 α- 葡萄糖苷酶含量的下降提示附睾或其远段梗阻，有助于输精管缺如的诊断；如精浆果糖含量下降，合并精液体积减少、pH 值降低、无精子症或少精子症即"四低"精液特征，提示存在精囊腺病变，如梗阻、缺如或发育不良。

（四）遗传学检测

染色体核型分析及 Y 染色体微缺失检测排除常见遗传学异常类型的非梗阻性无精子症，CAVD 患者一般无染色体核型和 Y 染色体微缺失异常。输精管缺如患者推荐进行 CFTR 基因突变及多态性检测。CFTR 基因于 1989 年由 Riordan 首次定位克隆并鉴定，位于人染色体 7q31.2 上，全长 188704bp，由 27 个外显子和 26 个内含子组成。其 mRNA 全长 6132 bp，编码一条 1480 个氨基酸组成的多肽链，并同时可能影响辅助生殖技术成功率。故 CAVD 患者应同时注意有无呼吸道症状，且若患者使用人工辅助生殖技术（Assisted reproduction technology，ART）生育后代，则夫妻双方都有必要进行遗传学检测及咨询。目前在 Cystic Fibrosis Mutation Database（囊性纤维化基因突变数据库，http：//www.genet.sickkids.on.ca）上已发现 2000 多个相关致病性突变，其突变可发生于多位点且突变类型与人种相关，据报道在高加索人种中最常见为 F508del 突变，而在汉族人中以 5T 剪接变体多态性多见。

（五）影像学检查

首选超声检查（图 14-1），主要包括阴囊超声、经直肠超声（Transrectal ultrasound，TURS）以及腹部超声，具有简便、经济、易行的优势。磁共振（MRI）检查可为男性生殖系统提供更精确的影像依据，在超声诊断不明确或有条件情况下也可采用。

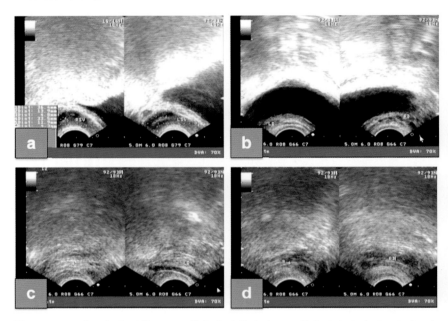

图 14-1　经直肠超声图像：a. 正常发育的精囊腺；b. 精囊腺未发育（双侧），未探及输精管壶腹部；c/d 输精管截断（LD/RD- 左 / 右侧输精管）

Fig.1　Images of transrectal ultrasound：a.Well-developed seminal vesicle；b.Absence of bilateral seminal vesicle，failing to detect the ampulla of Vas deferens；c/d.Truncation sign of Vas deferens（Left/right）

　　阴囊超声可检查输精管阴囊段发育情况，还包括附睾头、体、尾部发育情况以及睾丸、精索静脉情况。经直肠超声可检查输精管盆腔段发育情况，同时还应该检查前列腺、精囊腺、射精管情况。超声影像一般提示相应节段的缺失、截断或细线状发育不良，伴近端管道扩张。约 80% 的输精管缺如患者合并精囊腺缺如、发育不良或畸形等，且常与盆段输精管缺如同时发生。

　　腹部超声主要针对有输精管畸形的患者以排查有无肾脏畸形。CAVD

可合并肾脏缺如、发育不良、囊肿等畸形，有研究提示高达 73.7% 的 CUAVD 病例合并同侧肾脏畸形，高于 CBAVD 的 11.8%。CUAVD 临床诊断的影像学检查中应包括泌尿系统的常规检查。相应地，已知泌尿系畸形的男性患者应建议同时检查有无输精管缺如。

三、治疗

先天性输精管缺如治疗推荐辅助生殖技术，部分单侧缺如或小节段缺如、发育不良患者条件允许可尝试精道重建手术治疗，但成功率不高。CAVD 无精子症患者睾丸生精功能大都正常或轻度受损，95.0%~97.6% 的患者可通过外科取精术获取精子，包括经皮附睾穿刺术、显微附睾精子抽吸术、睾丸穿刺活检术、睾丸活检术，部分生精功能受损者可能需要行显微取精术获取精子，极少数取精失败病例报道病理诊断为唯支持综合征、生精阻滞等。

（一）双侧输精管缺如

这类患者属于完全性输精管道梗阻，经外科取精术获取精子后，可采取"试管婴儿"方式生育后代，同时夫妻双方均应进行遗传学咨询。其中以外科取精术结合 ICSI 为其理想治疗，精子条件允许亦可尝试 IVF 技术，个别 CBAVD 患者亦可通过附睾穿刺获得较多量的附睾液提取精子行 IUI，但并不作为常规 ART 选择。

（二）单侧输精管缺如

对少精子症患者可照常规行辅助生殖技术（AIH、IVF/ICSI-ET）治疗。单侧输精管缺如无精子症患者并对侧输精管远端梗阻或发育不良的几率较高，行复通手术仍有术后再次梗阻可能。输精管缺如通常合并同侧精囊腺缺如或发育不良，对侧输精管梗阻患者通常合并该侧精囊腺发育不良。考虑患者总体的复通率和妊娠率不高，该类患者的生育措施应首选 ART，同时夫妻双方均应进行遗传学咨询。对于经济困难难以承受辅助生殖高昂费用或者极为渴望自然生育的患者在充分交流的基础上可以考虑输精管附睾管吻合的尝试（图 14-2），但是宜先行术前输精管造影或通液试验并附睾管、精囊腺超声检查。

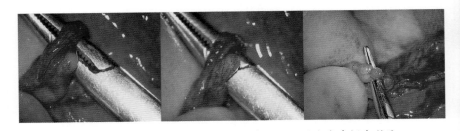

图 14-2　阴囊段输精管部分发育不良：V-E 吻合术中探查所见

Fig 2　Partial aplasia of vas deferens：Surgical exploration in vasoepididymostomy

（三）双侧输精管发育不良

首选辅助生殖，同时夫妻双方均应进行遗传学咨询。

综上所述，先天性输精管缺如是导致男性不育的病因之一，双侧缺如及多数单侧缺如不育症患者多表现为无精子症，少数单侧缺如患者为少精子症，且大部分患者可通过辅助生殖技术生育后代。其诊断并不困难，尤其需要重视体格检查，并结合精浆生化、超声等影像检查。推荐确诊患者夫妻双方行 CFTR 基因突变及多态性检测，并进行治疗前 CF 相关疾病遗传学咨询。各式外科取精术结合以 ICSI 为代表的辅助生殖技术是治疗 CAVD 无精子症，尤其双侧缺如的首选方式。极个别 CAVD 无精子症患者可尝试精道显微重建手术，但目前成功率不高，仍建议首选 ART治疗。

（张炎　李湘平）

第十五章 无精子症患者生育力保存

本章要点

1. 对无精子症患者手术获取精子冻融时，根据所获得精子数量选择不同冷冻载体。精子数量较多，出现活动精子且大于 1000 条以上时，可选择 0.25 ml 麦管冻融。当发现有数百条精子时，超细麦管作为冷冻载体比较合适。精子在 10 条时，选择超薄片为冷冻载体比较合适。

2. 超细麦管法冷冻稀少精子时，精子冷冻和复苏前确保所需用品准备齐全，以便随时取用。冻存时麦管应从液滴中央插入样本混合液中，不要吸入过猛，否则产生气泡影响冷冻效果。为冷冻安全考虑，建议麦管细端封口，建议装载体积不要超过 60 μL。

3. Cryopiece 盖油法进行单个精子冷冻，需要借助显微操作系统抓取精子。冷冻液微滴建议 2 μL，液氮蒸汽的高度建议为液氮面上方 5 cm，冷冻时间建议 5~10 分钟待冷冻液微滴充分冻结后再投入液氮长期保存。

一、概述

男方因素约占不育孕症病因的 30%~40%，无精症约占男方因素的 10% 左右。1992 年 Palermo 等发明了卵胞浆内单精子显微注射（Intracytoplasmic sperm injection，ICSI）技术，解决了男方因素的辅助生殖难题。ICSI 技术结合显微外科取精术，如附睾精子抽吸术（Microsurgical epididymal sperm aspiration，MESA）、经皮附睾穿刺取精术（Percutaneous epididymal sperm aspiration，PESA）和睾丸精子抽取术（Testicular sperm extraction，TESE），使无精症患者生育遗传学子代成为可能。

每个 ICSI 治疗周期的妊娠率约 40%。所以部分患者可能需要行多次 ICSI 治疗。然而，MESA、PESA 和 TESE 等都是创伤性手术，多次反复手术可能造成睾丸、附睾组织纤维化，导致不可逆的睾丸萎缩、生精功能退化，甚至内分泌功能丧失需要外源性睾酮替代治疗。为了减少患者反复穿刺取精的痛苦，更好地保全男性的生精功能，建议在辅助生殖临床实践中将无精子症患者诊断性穿刺或 ICSI 治疗周期剩余的少量活动精子冷冻保存，至女方取卵日则可用复苏精子行 ICSI，这将大大提高该类患者辅助生育治疗的灵活性和可靠性。

常规精子冷冻使用 1.0~2.0 ml 冷冻管（Cryovial）作为冷冻载体，解冻后需要进行两次以上离心洗涤，精子损失多，不适用于睾丸、附睾穿刺获得的微量精子（数量少、活力差）的冻存。选择合适的冷冻载体是稀少 / 单个精子冷冻的关键问题。

二、稀少 / 单精子冷冻方法简介

用空透明带冻存稀少精子首次由 Cohen 等报道，是目前研究最多的方法，该方法可实现对稀少 / 单个精子进行冷冻保存，但需要动物（小鼠或大鼠）卵或人卵的透明带，存在伦理争议（ICSI 时宿主 DNA 有与精子一起被注入人卵的风险），很难广泛用于临床。

Desai 等用冷冻环（Cryoloop）冻融 TESE 和 PESA 获得的微量精子，复苏回收率约 70%。但 Cryoloop 是开放系统，精子与液氮直接接触增加了交叉污染 / 感染的机会。Cryoloop 冷冻单个精子需要在尽量短的时间内完成显微操作抓取精子的操作，难度较大。

Sereni 等对 6 个患者的 TESE 精子用盖油微滴法（Microdroplets，在培养皿表面做成精子微滴后盖矿物油）进行冷冻，复苏回收率 100%，但复苏存活率很低，另外，培养皿在液氮罐内长期保存的非便捷性也是不能回避的问题，所以该方法在临床上应用的局限性很大。

日本学者 Yuji Endo 等还尝试用 Cell Sleeper 冷冻单个精子，尽管有 1 例活产婴儿出生的案例报道，但临床应用中复苏的 36 条精子全是不活动的，该方法的效率和安全性需要进一步观察。其他微型载体如 ICSI 针（易断针，保存困难）和麦管（Straw，回收率较低）等，也因各自缺点限制了其在稀少精子冷冻领域的推广和使用。

适合在辅助生殖临床上推广使用的稀少 / 单精子冷冻技术，需要满足三个条件：

（1）回收率高，没有高回收率可能会导致复苏后精子数量不足，而取消 ICSI 治疗周期，或被迫做卵子冷冻；

（2）复苏存活率高，要尽可能提高稀少 / 单个精子复苏后的存活率，尽管不活动精子也能使卵子受精（需辅助激活），但可能影响胚胎的发育潜能；

（3）易使用、方便推广，这对一个技术方法的推广普及至关重要。下面推荐两种方法分别用于稀少和单个精子冷冻保存。

三、超细麦管法冷冻稀少精子

（一）冷冻操作

（1）将稀少精子冷冻保护培养基在培养皿中做成微滴（约 20 μl），按体积比 1∶2（1 份冷冻保护剂 + 2 份精液样本）将处理好的精液样本（约 40 μl）垂直滴入微滴中，轻轻混匀（图 15-1A）。

（2）取一根超细冷冻麦管，将麦管的粗端通过连接头连接在去掉针头的 1 ml 注射器上。向上滑动金属保护套，露出麦管的细端（图 15-1B）。

（3）从液滴中央缓慢吸入精子与保护剂的混合液，避免产生气泡。移去注射器，向下滑动金属保护套，以保护麦管的细端（图 15-1C）。

（4）使用瞬热式封口机将麦管细端封口。将封口机的定时设在 "3"，然后在粗端插入塑料塞子封口（图 15-1D）。

（5）将麦管放入聚乙烯塑料管中，扣在冷冻支架上，将冷冻支架放在离液氮面 5~10 cm 距离处熏蒸 5~10 分钟（有条件的可以用一步熏蒸仪）后转入液氮罐中 −196℃长期冷冻保存（图 15-1E）。

图 15-1　超细麦管法稀少精子冷冻操作过程图

（二）复苏操作

（1）取提前在 5%CO₂ 37℃培养箱中预温的精子冷冻复苏培养液（含5% HAS 的 I-3001-010）在培养皿中做成 30 μl 微滴（图 15-2A）。

（2）从液氮罐中取出冷冻支架，拿出超细冷冻麦管，擦掉管壁的霜。室温下复苏至少 10 秒，或将麦管细端封口朝下置于 37℃恒温水浴锅中复苏 3 秒即可（图 15-2B）。

（3）擦干麦管，把粗端塑料插头取掉，将塑料连接口连接 1 ml 注射器，抽吸约 0.2 ml 空气，然后连接上超微量麦管的粗端。取出小剪刀，缓慢剪去麦管细端的第一节记号（图 15-2C）。

（4）向上滑动金属保护套，轻轻将麦管中液体吹入精子冷冻复苏培养基工作液中，避免产生气泡。轻轻混匀，放入 5%CO₂，37℃培养箱中培养 5~10 分钟（图 15-2D）。

（5）取少量精液样本置于显微镜下观察，记录精子的浓度、活力等。

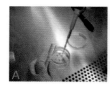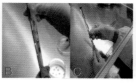

图 15-2　超细麦管法稀少精子复苏操作过程图

（三）注意事项

（1）麦管细端极易折断，请注意小心操作。

（2）冻存时麦管应从液滴中央插入混合液中，不要吸入过猛，否则产生气泡影响冷冻效果。

（3）为冷冻安全考虑，建议麦管细端封口，因为其特殊结构，细端封口后需要在体视镜下查看是否封闭完全后再投入液氮。

（4）从液氮罐中取出麦管复苏时应先擦掉管壁的霜，更有利于冷冻样本的快速升温。

（5）复苏时，吹出麦管中的液体请注意动作轻柔，将麦管中液体慢慢推出，避免产生气泡。

（6）在做冻存前，必须检查患者是否有病毒感染（肝炎和艾滋病）和性传播疾病（衣原体、淋病和梅毒），以免污染冷冻装置。

（四）超细麦管法冻存稀少精子的优点

睾丸精子冷冻一个重要影响因素，选择合适的载体。通过选择适当的冷冻保护剂和冷冻载体可减少细胞内冰晶形成，从而提高精子的存活率。采用超细麦管作为精液冻贮容器，因管壁薄、载杆体积小，外套管为不锈钢材料制作，降温速率快，冷冻时能迅速地通过冰点；复苏时微量细管的热传导能迅速达到复苏最佳温度，其体积小复苏后精子易找；可将有限的精子挑选出来直接用于显微受精行 ART 治疗。复苏液对冷冻精子能尽快地脱离保护剂环境有帮助，也是提高复苏率的一个关键。

四、Cryopiece 盖油法冷冻单个精子

（一）Cryopiece 单精子冷冻载体套装

如图 15-3 所示，Cryopiece 单精子冷冻载体套装由两部分组成，即冷冻片和储存冷冻片的冷冻管。

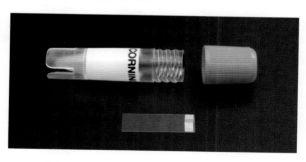

图 15-3　Cryopiece 单精子冷冻载体套装

（二）精子获取和冷冻

在 60 mm 培养皿盖内做 3 个条状 mHTF（含 10% SSS）液滴，覆盖矿物油，将精子标本加入上述 mHTF 液滴内，在冷冻片上做 1~2 个 2 μl 的冷冻液微滴（市售不含卵黄的精子冷冻液均可），借助显微操作系统抓取精子（不超过 5 条 / 片）至冷冻片上的冷冻液微滴内（图 15-4A），用小镊子取出冷冻片用吸水纸将矿物油尽量吸干（图 15-4B），冷冻片装入冷冻管内，旋紧冷冻管盖，固定在铝架上，先放置 4℃冰箱内 20 分钟，再置于液氮面上方 5 cm 的液氮蒸汽中 5~10 分钟至冷冻液微滴完全冻结后（图 15-4C），放入液氮内长期保存（图 15-4D）。

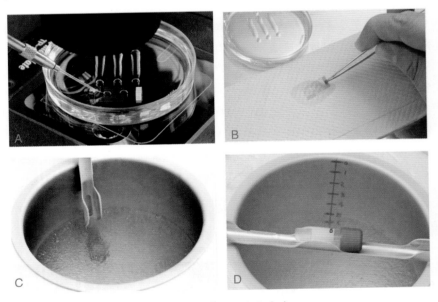

图 15-4　精子抓取和冷冻

（三）精子复苏

冷冻管自液氮罐取出后，用小镊子将冷冻片夹住从冷冻管内取出，迅速插入预先准备好的 ICSI 操作皿内（覆盖有 37℃矿物油），用显微操作针抓取复苏后的精子直接用于 ICSI（图 15-5）。

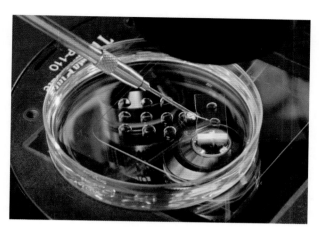

图 15-5　精子复苏

（四）注意事项

（1）每个冷冻片上冷冻的精子数目不要超过 5 条，以 3~5 条为宜，这样会大大减少复苏精子的寻找时间，也不造成复苏精子的浪费，避免某些患者极其珍贵精子的二次冷冻。

（2）复苏精子存活率约 50%，用活动精子行 ICSI 时，受精率与新鲜精子无差别。当活动精子不足以 ICSI 治疗时，可以使用不动精子，但需要行卵子辅助激活，推荐化学法，激活方法参照相关文献和操作说明书。

（3）除要求不含卵黄外，对精子冷冻液无特别要求，市售常规精子冷冻液即可。

五、稀少和单个精子冷冻适应证及方法选择标准

（1）梗阻性无精子症患者穿刺获得的精子总量一般比较多，>1~5 条活动精子 /20 倍镜下 /20 μl，建议使用稀少精子冷冻方案；

（2）非梗阻性无精症患者穿刺获得的精子或精子细胞一般总量较少，<1~2 条活动精子 /20 倍镜 /20 μl，建议使用单个精子冷冻方案；

（3）无论何种病因，若穿刺获得的精子总量少于 <1~2 条活动精子 /20 倍镜 /20 μl，建议使用单个精子冷冻方案，并建议每个载体上冷冻

的精子数不多于 5 条，以 3~5 条为宜；

（4）精子冷冻复苏效果受到多方因素的影响，尤其睾丸精子往往复苏后活动力差，多表现为尾部微微摆动，可能原因之一是睾丸精子未经过附睾的进一步成熟过程，精子细胞膜尚未完全成熟，抗冻能力较差，严重少、弱、畸形精子症患者的精液质量不稳定，不适合用传统方法冷冻保存，要视标本中正常形态精子的总条数决定选择稀少或单个精子冷冻方案，一般认为正常形态精子总条数少于 <1~2 条活动精子 /20 倍镜 /20 μl 时适合选择单个精子冷冻方案，如 >1~5 条活动精子 /20 倍镜下 /20 μl，建议选择稀少精子冷冻方案；

（5）隐匿性精子症患者的精液须经过离心后才可见到非常少量的精子，建议选择单个精子冷冻方案；

（6）各种类型无精子症患者 ICSI 治疗周期剩余的精子视精子总量决定选择何种方案冷冻保存。

六、男性生育力冻融的未来展望

随着冷冻技术的不断发展，睾丸精子冷冻逐渐发展起来，为梗阻性和非梗阻性无精子症患者带来了福音。但从低温生物学的角度分析，如果按常规的方法冷冻细胞和组织的长期储存问题仍难以解决。未来的研究可能会基于细胞的特性，选择冷冻保护剂的浓度和冻融速度。对于男性配子的长期储存，玻璃化冷冻和冻干技术也许是未来的一个发展方向。因为其便宜、快速并可以成功地适用于不同类型的生殖细胞（不同的成熟阶段）、体细胞和干细胞、组织似乎也可以。再者这些生物材料既可以储存在 4℃，也可以在环境温度下运输。因此配子的冻干技术非常适用于基因组（细胞核）的保存。因为细胞核生存能力不等同于细胞的生存力，细胞核不受冷冻 / 干燥的损害，可以通过核转移技术获得子代。

（刘锋　薛松果　陈向锋　潘峰）

第十六章 中医药在无精子症治疗中的应用

本章要点

1. 无精子症在中医属于"无子"、"绝孕"、"不育"等范畴，基本病机特点是肾精不足，或湿浊、瘀毒阻塞精道。

2. 中医药治疗应该辨病与辨证相结合，区别梗阻性和非梗阻性进行治疗，区别非梗阻性高促和低促进行治疗，不能一概而论。

3. 对梗阻性无精子症可以配合显微男科手术使用中医药辨证施治，可能有利于防止吻合口狭窄及再堵塞，改善睾丸附睾的生精功能。

4. 对低促的无精子症可以在中医药辨证论治基础上配合显微取精术，有利于提高精子获取率。

5. 可以在复通手术或显微取精手术基础上合理使用活血化瘀、补肾生精类中成药。

连续三次精液常规检查，均未发现精子者，即为无精子症。中医古籍没有无精子症的病名，相当于"无子"、"绝孕"、"不育"等范畴。无精子症属于男性不育症中的疑难病症，短期内难获痊愈。本病的病因病机复杂，尚未形成统一的标准。著名中医男科专家（徐福松，2007）虽常谓："肾者，男科病病机之枢要也。或肾先病，旁及他脏他经；或他脏他经之病，累及于肾，故言男科病之病机，总不离乎肾也。"但治疗上更推崇《傅青主女科》中的"脾为后天，肾为先天；脾非先天之气不能化，肾非后天之气不能生，补肾而不补脾，则肾之精何以遂生也"的观点。临床上治疗无精子症主要以脾肾双补法，以后天之本补先天之精。也有观点认为肝的疏泄与该病有关，现代人的工作生活压力大，生活节奏过快，思虑过度，容易引起肝疏泄的功能失常，形成气机郁滞，瘀血阻络，血行不畅则影响精液的藏泄，日久则精室失养，造成精子数量减少、活力下降，甚至出现无精子症，治疗上主要以疏肝活血补肾法（王琦，2007）。总之，本症的病因可概括为虚、瘀、毒。所谓虚是指肾阴阳俱虚，肾精亏虚，或脾胃虚弱，气血化生不足；瘀则是指痰湿、寒积等结于精道，瘀血内阻；毒是指疫毒、热毒浸淫肾子而精不生。病机是肾精亏损，生殖之精难生；或精道阻塞，精阻难出。

目前国内学者对无精子症病因病机的认识多从肝脾肾及痰湿热、气血而论，不同医者有着不同的认识总结。再根据不同病因病机，如肾精不足、脾肾两虚、肝郁血瘀、痰湿瘀热湿、瘀毒阻络等，加以补肾填精、补虚益气、疏肝活血、清热利湿、化浊祛痰、解毒化瘀之法，使瘀祛新生，则精生正气恢复，疾患得愈。根据病因病机与临床表现，结合相关文献，无精子症的辨证分型论治主要有以下几种（徐福松，2009；王琦，2007；秦国政，2013；）

1. 肾精亏虚证

临床表现：平素自觉性欲淡漠，神疲乏力，记忆力差，眩晕耳鸣，腰膝酸软，性功能减退，昼尿频多、尿后余沥不净、夜尿清长、小便失禁，遗精频作，舌质淡，苔薄白，脉沉弱。

治法：补肾生精、益精填髓

方药：五子衍宗丸加减。方中菟丝子、枸杞子、五味子、覆盆子、车前子补肾生精、益精填髓，另外可酌加韭菜子、仙茅、淫羊藿、肉苁蓉补肾壮阳，鼓动生化之源。

中成药：五子衍宗丸、六味地黄丸。

2. 脾肾两虚证

临床表现：面色㿠白，精神不振，身寒怕冷，体力下降，腰酸腿软，阳痿早泄，性欲减退，尿少浮肿，食少便稀，舌质嫩胖，舌苔白滑，脉沉无力。

治法：补肾健脾，益气养血

方药：补中益气汤加减　黄芪、人参、白术、甘草补气健脾；柴胡、升麻升举清阳；熟地、枸杞、菟丝子补肾强精。

中成药：麒麟丸、龟龄集、复方玄驹胶囊。

3. 肝郁血瘀证

临床表现：阴囊睾丸坠胀疼痛，胸闷不舒，伴胃脘疼痛，连及两胁，攻撑走窜，每因情志不遂而加重，善太息，不思饮食，寐差。舌苔薄白，舌下络脉青紫，脉弦。

治法：疏肝理气，活血通络。

方药：柴胡疏肝散合桃红四物汤加减。柴胡、香附、陈皮、枳壳疏肝解郁，理气行滞；丹参、当归、红花、川芎、赤芍、白芍、丹皮、泽兰、炒山甲养血柔肝、活血通络。

中成药：血府逐瘀胶囊合逍遥丸、疏肝益阳胶囊。

4. 痰湿瘀滞证

临床表现：体形肥胖，头身困重，头晕目眩，呕恶、纳呆；舌紫暗胖大有齿痕，脉沉滑。

治法：化痰理气，散结通络。

方药：苍附导痰汤加减。燥湿化痰、理气调中用苍术、茯苓、白术、陈皮、半夏、胆南星、制香附、枳实，通络散结用路路通、穿山甲。

中成药：四妙丸、礞石滚痰丸。

5. 瘀热阻络证

临床表现：患者可无相关临床症状，仅见舌尖红，舌质黯或有瘀点、瘀斑，舌苔微腻或黄腻，也可见尿频，尿急，尿痛，尿道痒，尿余沥，尿道口出现分泌物，或会阴部、小腹部、腹股沟部、腰骶部坠胀、隐痛或刺痛不适，或伴筋疝、子痈等症状。

治法：化瘀清热，通利精道。

方药：红白皂龙汤加减。方用红花、皂角刺、泽兰、牛膝、赤芍活血化瘀；银花、蒲公英清热解毒；香附舒肝；白毛夏枯草清热散结；干地龙走窜经络；车前子、泽泻清热利湿；黄芩、黄柏清热。

中成药：前列通瘀胶囊、龙胆泻肝丸等。龙胆泻肝丸较寒凉，不宜久用，湿热清则停用。

在中医药辨证论治基础上，可以结合针灸治疗：

（1）针法：取肾俞、关元、三阴交、次髎、气海、足三里。针法用补法，每日1次，10次为1疗程。

（2）针加灸法：针刺取任督、足少阴、足太阴穴为主，用补法，又隔姜灸关元、气海，针三阴交；或隔姜灸命门、肾俞，针太溪。每组各灸治5天，每天1次，10次为1疗程。

（金保方　杨文涛）

附

常用中成药及使用注意事项

1. 麒麟丸

【组方】制何首乌、墨旱莲、淫羊藿、菟丝子、锁阳、党参、郁金、枸杞子、覆盆子、山药、丹参、黄芪、白芍、青皮、桑椹。

【功用】补肾填精，益气养血。

【主治】适用于肾虚精亏，血气不足，腰膝酸软，倦怠乏力，面色不华，男子精液清稀，阳痿早泄，女子月经不调。男子不育症，女子不孕症见有上述症候者。

【注意事项】该药组方合理，平补肾阴肾阳，兼顾益气活血。可用于低促的无精症治疗，也可于显微取精前常规使用，可能有助于提高精子获取率。如患者舌苔黄厚腻，则不建议使用。若服用后出现口干口苦，可以淡盐水送服。

2. 五子衍宗丸

【组方】枸杞子、菟丝子（炒）、覆盆子、五味子（蒸）、车前子（盐炒）。

【功用】补肾益精。

【主治】肾虚精亏所致的阳痿不育、遗精早泄、腰痛、尿后余沥。

【注意事项】该药是补肾生精第一方，后世补肾生精类方药多在此方基础上增益。但该方药味偏少，补肾生精力度略不足。

3. 龙鹿胶囊

【组方】人参、鹿茸、淫羊藿、狗鞭、驴鞭、熟地黄、山茱萸、五味子（酒蒸）、海龙、附子（制）、补骨脂（盐水炙）、肉苁蓉、锁阳、巴戟天、枸杞子、麦冬、山药（麸炒）、当归、黄芪、白术（土炒）、茯苓、菟丝子、覆盆子、牡丹皮、杜仲、续断。

【功用】温肾壮阳，益气滋肾。

【主治】用于元气亏虚，精神萎靡，食欲不振；男子阳衰，精寒无子，遗精阳痿，举而不坚；女子宫寒，久不孕育。

【注意事项】该药组方中加入了多种动物类药物，中医所谓"血肉有情"之品，温补肾阴肾阳，对于合并有性功能障碍的低促无精症除促进生精外，还可改善性激素水平及性功能。

4. 龟龄集

【组方】人参、鹿茸、海马、枸杞子、丁香、穿山甲、雀脑、牛膝、锁阳、熟地黄、补骨脂、菟丝子、杜仲、石燕、肉苁蓉、甘草、天冬、淫羊藿、大青盐、砂仁等药。

【功用】强身补脑，固肾补气。

【主治】用于肾亏阳弱，记忆力减退，夜梦精溢，腰酸腿软，气虚咳嗽，五更溏泻，食欲不振。

【注意事项】本药组方源于宫廷滋补秘方。选用名贵药材，传统工艺，滋补效果较好，相对比较平和，可以久服。

5. 疏肝益阳胶囊

【组方】蒺藜、柴胡、蜂房、地龙、水蛭、九香虫、紫梢花、蛇床子、远志、肉苁蓉、菟丝子、五味子、巴戟天、蜈蚣、石菖蒲。

【功用】疏肝解郁，活血补肾。

【主治】用于肝郁肾虚和肝郁肾虚兼血瘀证所致功能性阳痿和轻度动脉供血不足性阳痿，症见阳痿，阴茎萎软不举或举而不坚，胸闷善太息，胸胁胀满，腰膝酸软，舌淡或有瘀斑，脉弦或弦细。

【注意事项】该药组方中有较多活血化瘀中药，除用于合并肝郁肾虚性功能障碍外，也可用于改善睾丸血液循环。

6. 六味地黄丸

【组方】熟地黄、山萸肉、干山药、泽泻、牡丹皮、茯苓（去皮）。

【功用】滋补肝肾，肝肾阴虚证。

【主治】腰膝酸软，头晕目眩，耳鸣耳聋，盗汗，遗精，消渴，骨蒸潮热，手足心热，口燥咽干，牙齿动摇，足跟作痛，小便淋沥，舌红少苔，脉沉细数。

【注意事项】该药偏于滋补肾阴，药性平和，用药周期较长方可取得一定疗效，可与其他滋补肾阳药物联合应用。

7. 血府逐瘀胶囊

【组方】桃仁（炒）、红花、赤芍、川芎、枳壳（麸炒）、柴胡、桔梗、当归、地黄、牛膝、甘草。

【功用】活血祛瘀，行气止痛。

【主治】气滞血瘀所致的胸痹、头痛日久、痛如针刺而有定处、内热烦闷、心悸失眠、急躁易怒。

【注意事项】本药长于活血化瘀，对于瘀阻引起无精子症或输精管 - 附睾吻合术后可以选择使用，可能提高术后的通畅性。

8. 复方玄驹胶囊

【组方】黑蚂蚁、淫羊藿、枸杞子、蛇床子。

【功用】温肾，壮阳，益精。

【主治】用于肾阳虚型，症见神疲乏力，精神不振，腰膝酸软，少腹阴器发凉，精冷滑泄，肢冷尿频，性欲低下，功能性勃起功能障碍等。

【注意事项】本药偏于滋补肾阳，对于一些睾酮偏低的无精子症可以选择应用。大黑蚂蚁虽然效果不错，但作为异体蛋白有个别患者可能有过敏。

9. 生精胶囊

【组方】鹿茸、枸杞子、人参、冬虫夏草、菟丝子、沙苑子、淫羊藿、黄精、何首乌、桑椹、补骨脂、骨碎补、仙茅、金樱子、覆盆子、杜仲、大血藤、马鞭草、银杏叶。

【功用】补肾益精，滋阴壮阳。

【主治】用于肾阳不足所致腰膝酸软，头晕耳鸣，神疲乏力，男子无精、少精、弱精、精液不液化等症。

【注意事项】该药相对平和，兼顾肾阳肾阴肾精，可在再通术后或取精术前配合使用。

10. 前列通瘀胶囊

【组方】赤芍、土鳖虫、穿山甲（炮）、桃仁、石韦、夏枯草、白芷、黄芪、鹿衔草、牡蛎（煅）、通草。

【功用】活血化瘀，清热通淋。

【主治】用于慢性前列腺炎属瘀血阻滞，兼湿热内蕴证，症见：尿频、尿急、尿后余沥不尽，会阴、下腹或腰骶部坠胀疼痛，或尿道灼热，阴囊潮湿，舌紫暗或瘀斑，舌苔黄腻等。

【注意事项】本药长于活血化瘀，对于瘀阻引起无精子症或再通术后可配合使用，可能有助于提高输精管道通畅性，防止再梗阻。

第十七章 无精子症患者健康管理与护理

本章要点

1. 对无精子症患者，按照OA、低促性NOA、高促性NOA三分法实施护理管理，强调个体化护理与普遍指导相结合，旨在提高患者就诊体验和生殖健康水平。

2. 对于生育希望大的患者，护理健康管理聚焦生育力保存、提高受孕率、选择辅助生殖技术生育子代是否会携带遗传疾病，指导患者理性选择生育方式。

3. 对于生育希望较小，反复取精失败患者护理健康管理，应该着力对患者的心理干预，实施对患者及家庭进行生育家庭观的教育，指导患者接受供精或领养、甚至放弃生育。

近年来，随着显微男科和卵胞浆内单精子显微注射技术（Intracytoplasmic sperm injection，ICSI）的实施，部分无精子症患者通过显微手术重建输精管道而自然生育；或者通过睾丸显微取精手术取到精子，借助试管婴儿技术成功生育子代；这是男科学、辅助生殖技术、妇产科、泌尿外科等多学科联合，综合诊治带来的男性生殖领域无精子症治疗新的突破。

护理人员在整个诊疗环节需要对无精子症患者进行有效的健康管理与护理，使患者顺利接受多学科诊疗，实施系统的健康管理与护理，提高患者获取精子成功率和自然妊娠率，降低患者的医疗风险，整体提高临床疗效和安全性。

"三分法"护理管理路径将无精子症分为梗阻性无精子症（OA）、高促性非梗阻性无精子症（睾丸源性无精子症或高促性 NOA）和低促性非梗阻性无精子症 NOA（下丘脑垂体源性无精子症），这是实施无精子症健康管理与护理的基石。

第一节　梗阻性无精子症患者健康管理与护理

梗阻性无精子症（Obstructive azoospermia，OA）患者的临床特征为：睾丸体积质地相对正常，检查睾丸体积约 12 ml 以上，卵泡刺激素（follicle-stimulating hormone，FSH）、黄体生成素（Luteinizing hormone，LH）正常，染色体核型分析及 Y 染色体微缺失检查正常，生殖系统超声检查等明确梗阻部位。根据患者不同的梗阻部位，制定适宜的健康管理与护理策略。OA 临床一般分为两种类型：一类 OA 患者通过显微或微创手术，恢复或重建生精管道；第二类 OA 如双侧输精管和 / 或精囊缺如，只能外科取精，实施辅助生殖技术，生育子代。

一、可矫正性 OA 护理策略

通过显微与微创外科手术恢复患者精道的通畅，结合女方年龄（40 岁以内）相对年轻，优先考虑手术治疗。若梗阻部位在附睾、输精管或射精管，可采取显微或微创手术。护理人员要了解常见的手术方式，如输精管附睾显微吻合术、输精管 - 输精管显微吻合术、输精管附睾交叉吻合术，经尿道射精管切开术等。更要确切指导每种手术损伤的程度，对患者的经济负担等。

（1）围手术期护理管理

护理人员手术前评估患者的病情，包括梗阻部位、手术方案，做好术前宣教，尤其需要了解患者的心理状况，有的放矢指导，减轻术前焦虑。手术室护理人员完成患者的术中护理，患者返回病房后，做好麻醉术后的护理，做好心肺功能检测，观察伤口有无出血等情况，同时做好疼痛护理、饮食与活动宣教，直至出院。

（2）术后患者需要长时间的健康管理，微信或电话随访了解患者恢复情况，指导患者放松心情，如患者需要，介绍与指导辅助生殖治疗。

（3）帮助患者养成健康生活方式，督促患者定期复查，行规律性精液检查，根据患者精液分析结果，评估患者的生育力恢复情况及是否需要生育力保存。

（4）患者精液参数恢复多需6个月左右的时间，其间指导合理性生活，排卵期同房，期待自然怀孕；

（5）部分患者在复通手术后一年检查并未出现精子，考虑复通未成功，指导利用手术中取到的已经冻存的精子，进行 ICSI 治疗生育自己的子代；

（6）部分患者精液质量恢复不理想，可继续通过药物治疗改善精液质量，根据最终精液参数决定是否接受辅助生殖治疗。

二、不可矫正性 OA 护理策略

对于无法进行手术复通的患者，如双侧输精管缺如（Congenital bilateral absence of the vas deferens，CBAVD），只能选择外科取精手术治疗。其护理管理策略如下：

（一）根据女方年龄及生育要求，指导后续辅助生殖治疗

女方年龄较大时可以取精后尽快接受 ICSI 生育，如果女方年轻，可先手术取精冻存，择期行 ICSI 治疗。

（二）指导患者接受显微取精手术，做好显微取精围手术期护理管理

1. 术前护理

护理人员手术前评估患者的病情，充分了解疾病种类、原因、手术方式、药品及用物准备；指导术前饮食宜忌，保存会阴部的清洁卫生；向患者讲解手术的途径、麻醉方式，减轻患者焦虑。

2. 术中护理

手术室护理人员做好药品、物品、显微器械准备，配合摆好手术体位，做好心理安抚工作，注意保暖，随时巡视，记录生命体征、意识状态等。

3. 术后护理

患者返回病房后，做好麻醉术后的护理，观察与记录患者生命体征、意识状态，使用阴囊拖带固定和皮片引流，及时观察伤口渗血渗液、敷料情况。患者术后4~6小时下床行走后，倾听患者主诉，有阴囊无坠胀不适、疼痛，一旦发生立即汇报主管医师。

4. 对于无法自然生育的患者，常常面临婚姻破裂的压力

护理过程中需要了解女方试管婴儿的意愿，对女方进行针对性指导，介绍试管婴儿是成熟的技术，解除患者夫妇的焦虑。尤其 ICSI 一次或多次失败后，通过积极正向的言行，增强患者再次治疗的信心。

第二节　低促性 NOA 患者的健康管理与护理

低促性 NOA，根据患者促性腺激素水平等明确患者诊断。评估患者

是否伴有嗅觉异常，伴有嗅觉异常称"卡尔曼综合征"，无嗅觉异常的低促性 NOA，进一步筛查确诊是否有垂体瘤或其他下丘脑垂体疾病，或特发性低促性 NOA。治疗方案以为促性腺激素治疗为主，绒促性素注射液（Human chorionicgonadotropin，HCG）与尿促性素注射液（Human menopausalgonadotropin，HMG）联合应用，必要时使用促性腺激素释放激素（Gonadotropin-releasing hormone，GnRH）注射泵进行治疗，配合芳香化酶抑制剂使用，提高其精子出现率与恢复正常的百分率。低促性 NOA 患者的健康管理与护理，分为已婚患者和未婚患者两类。

一、已婚低促性 NOA 患者的健康管理与护理

（1）护理人员指导患者接受促性腺激素治疗（HCG 与 HMG 联合使用，肌肉注射，每周 2~3 次），随时了解患者注射药物后情况，及时关注肌肉注射后不适及疗效检测，用药时间相对固定，从而维持较为稳定的激素水平，有利于精子生成。

（2）患者由于雄激素不足，身体较弱、性功能较差，配合使用芳香化酶抑制剂、肉碱、PDE5 抑制剂治疗时，强调遵循服药时间，如来曲唑片与 PDE5 抑制剂，建议安排在晚间睡觉前，同时指导患者养成健康生活方式、加强身体锻炼。

（3）用药期间，督促患者每 1~2 个月定期复查，根据精液质量恢复情况，做好生育力保存。向患者解释每月一次检测性激素和精液常规意义所在，精子生成是持续动态的，合理的激素水平维持精子生长内环境的稳定，利于精子的生成发育。经过治疗后，患者精液中一旦出现一定数量的精子，指导精子冻存，做好生育力保存，以备后期 ICSI 治疗。

（4）通过护理指导，患者了解不同疾病恢复期将面临的不一样的辅助生殖方式。精子浓度正常或前向运动精子比率 32% 以上，前向运动精子总数 1000 万以上，可以期待自然妊娠或采用宫腔内人工授精的方式。低于这些参数，建议选择体外受精，或者 ICSI 的受孕方法。一旦患者精子质量恢复正常时，指导进行合理的性生活，每周 2~3 次，争取自然受孕，必要时排卵期间同房结合超声引导下监测卵泡，提高受孕成功率。

二、未婚低促性 NOA 患者的健康管理与护理

护理人员指导患者接受促性腺激素治疗（HCG 与 HMG 联合使用，肌肉注射，每周 2 次为宜，用法说明参照第二节介绍），必要时合用 GnRH 激素泵（戈那瑞林）治疗。未婚患者根据年龄区分，青少年和成年男性因为治疗目的不同，用药原则也不一样。

（1）青少年或者年龄较小者，治疗的目的在于促进生长发育和维持患者性征，减少成长的烦恼，护理人员根据治疗方案，指导患者合理用药，首选 GnRH 注射泵（戈那瑞林）治疗，因为 GnRH 脉冲式给药方式，更符合下丘脑垂体系统脉冲式释放激素的规律，适合青少年性征的恢复、符合生长发育的规律。有些患者拒绝使用 GnRH 注射泵，可常规使用 HCG+HMG 替代治疗，效果不如 GnRH 注射泵，但可以在一定时期内、较大程度促进患者性腺发育。

（2）对于成年男性未婚患者，通过 GnRH 注射泵或 HCG+HMG 促性腺激素替代治疗药物治疗后，每一月定期复查，根据精子出现情况或精液质量恢复情况，及时做好生育力保存。GnRH 注射泵或 HCG+HMG 促性腺激素替代治疗药物用药期间，护理人员做好药物使用方法说明指导，居家护理，通过随访、记录了解患者病情的动态变化，适时提供最佳健康教育与护理。

第三节　高促性 NOA 患者的健康管理与护理

护理人员要掌握高促性 NOA 常见原因，如隐睾性、克氏综合征、YqAZF 微缺失、精索静脉曲张、腮腺炎性睾丸炎、化放疗后以及不明原因特发性无精子症等。常用治疗方法，有芳香化酶抑制剂、肉碱、PDE5

抑制剂联合使用，以及后续的显微取精手术治疗等，患者治疗效果各异。不同疗效下患者面临问题各异，患者健康管理与护理需求不同。护理管理分两类进行：一类是生精功能恢复较好，不同途径获取精子成功率高，尤其可以通过显微取精手术成功获取、冻存精子进行 ICSI，从而生育自己的子代；另一类是取精不成功患者，指导进一步药物治疗、手术治疗、AID、领养、放弃生育指导等。

一、获取精子可能性大的患者健康管理与护理

（1）隐睾性、YqAZFc 缺失、轻度精索静脉曲张、腮腺炎睾丸炎、化放疗后患者

在药物治疗基础上，一小部分患者精液中能够出现精子，立即予以单 / 稀少精子冻存，避免显微取精手术 / 创伤后获得精子。利用反复多次冻存的精子，可以通过 ICSI 技术，生育健康子代。护理人员尤其需要强调，进入 ICSI 周期后，男方仍需要配合药物治疗，向患者解释继续服用药物目的，在于维持生精功能，期待取卵当日再次可以获取精液中的新鲜精子，从而增加 ICSI 成功率。

（2）克氏综合征

根据患者不同年龄，是否结婚，采取不一样的治疗方案。已婚、年龄偏大患者，药物治疗下帮助其提高精子质量，予以精子冻存，保存男性生育力后，期待自然怀孕，或者使用冻精结合 ICSI 治疗。对于年纪较小的患者，药物治疗方案减半，等待精液中出现精子，精子冻存保存生育力。护理人员根据患者不一样的治疗原则提供相应的健康教育与护理。

（3）实施外科取精手术的方法包括穿刺取精、活检取精或最终显微取精，进行三步取精术后，可提高精子获取率。

做好显微取精围手术期护理管理（详见显微手术部分）。患者成功通过显微取精手术获取精子冻存后，将进入试管婴儿周期，每个 ICSI 治疗周期的妊娠率约40%。所以，部分患者可能需要行多次 ICSI 治疗。ICSI 治疗可能会失败，及时进行心理干预护理，增强患者第二次 / 多次 ICSI 的信心，直至成功生育健康子代。

（4）外科取精手术 / 失败的患者

一次 / 再次 / 多次取精失败后，患者会非常紧张、失望、轻生自杀倾向，护理上尤其需要针对性指导，帮助疏导患者及家属心理压力，传授新的生育观念，有效疏导使其能够接受供精辅助生殖、领养孩子，或者放弃生养孩子，接受目前家庭的生育状态。

二、获取精子可能性小的患者健康管理与护理

对于睾丸缺失、或 46,XX 男性、YqAZF a 区、b 区缺失时，患者通过药物治疗和显微取精手术治疗获得精子可能性非常小，或者是所有治疗方法都尝试无效，医生多建议患者尽快领养或接受 AID 治疗。护理人员需要做好患者夫妻心理干预，指导选择正确的生育方法，正确面对家庭目前的生育状态，维护家庭的稳定。

综上所述，对于无精子症患者，要根据其发病原因实施分类护理管理，将其分为梗阻性或高促性 NOA 或低促性 NOA 对其分别指导。对于梗阻性无精子症，关键在于分为可手术或无法手术的梗阻性无精子两类。对于低促性无精子症，关键是根据是否结婚，为其制定护理管理策略。而对于高促性无精子症，关键在于按照病因分析取精的成功几率，进而选择治疗方式，对于取精失败患者的心理护理管理，尤其重要。

（孙红芳　赵福军　方芳　李铮）

参考文献

［1］李铮，黄煜华，李朋，夏术阶.应加强男性不育的规范化诊疗［J］.中华医学杂志，2015，95（36）：2897-2899.

［2］李朋，陈慧兴，黄煜华，等.显微交叉吻合术治疗复杂性梗阻性无精子症的效果［J］.中华医学杂志，2016，96（36）：2868-2871.

［3］黄煜华，李朋，陈慧兴，等.梗阻性无精子症输精管道重建手术策略［J］.河北医科大学学报，2016，37（10）：1144-1148.

［4］李铮，李湘平，陈慧兴.射精管梗阻的诊疗现状与进展，中华男科学杂志，2017，23（6）：483-487.

［5］Mau Kai C, Juul A, McElreavery, et al. Sons conceived by assisted reproduction techniques inherit deletions in the azoospermia factor（AZF）region of Y chromosome and the DAZgene copy number. Hum Reprod, 2008, 23: 1669-1678.

［6］Li Z, Huang Y, Li H, et al. Excess of rare variants ingenes that are key epigenetic regulators of spermatogenesis in the patients with non-obstructive azoospermia. Sci Rep, 2015, 5: 8785.

［7］李朋，黄煜华，陈慧兴，等.一次性按需口服西地那非对特发性少弱精子症精液参数的影响［J］.现代泌尿外科杂志，2017，22（2）：128-130.

［8］李铮，陈苏红，何祖平主译.De Jonge CJ, Barratt CL 编.精子细胞：生成、成熟、受精、再生.上海：上海科学技术文献出版社，2014.

［9］邹仲之，李继承主编.组织学与胚胎学.第8版.北京：人民卫生出版社，2014.

［10］陆金春，黄宇烽，张红烨主编.现代男科实验室诊断.上海：第二军医大学出版社，2009.

［11］李宏军，黄宇烽主编.实用男科学.第2版.北京：科学出版社，2015.

[12] 双卫兵，章慧平主编. 男性生殖道疾病与生育调节技术. 北京: 人民卫生出版社，2015.

[13] Wosnitzer M, Goldstein M, Hardy MP. Review of azoospermia. Spermatogenesis, 2014, 4（e28218）: 1-7.

[14] Sharlip ID, Jarow J, Belker AM, et al. The male infertility best practice policy committee of the American urological association and practice committee of the America society for reproductive medicine. Report on evaluation of the azoospermic male. Feitil Steril, 2006, 86: S210-S215.

[15] Rowe PJ, ComhaireFH, Hargreave TB, et al. WHO mannual for the sdandardized investigation, diagnosis and management of the infertile male.（李铮等译，世界卫生组织男性不育标准化检查与诊疗手册）人民卫生出版社，2007 年第一版北京，29

[16] Kefer JC, French DB. Azoospermia: diagnosis and management. see: Sabanegh ES edited , problems and solutions, Male Infertility, 2011, Humana Press: 23-30.

[17] 谢军，刘继红，陈俊，等. 精浆弹性硬蛋白酶、果糖和中性 α- 葡萄糖苷酶测定在梗阻性无精子症诊断中的意义 [J]. 中国男科学杂志，2007, 21（3）: 47-50.

[18] 石亮，李卫巍，周雪，等. 血清抑制素 B 检测在无精子症患者经睾丸抽吸术结局预评估中的应用 [J]. 中华男科学杂志，2016, 22（12）: 1095-1098.

[19] Manzoor SM, Sattar A, Hashim R, et al. Serum inhibin B as a diagnostic marker of male infertilty. J Ayub Med Coll Abbottabad, 2012, 24（3-4）: 113-6.

[20] Xu T, Peng Li, Lin X, et al. Predictors for successful sperm retrieval of salvage microdissection testicular sperm extraction（TESE）following failed TESE in nonobstructive azoospermia patients. Andrologia, 2017, 49（4）: doi: 10. 1111/and. 1264

[21] Huang X, Bai Q, Yan YL, et al. Combination of serum inhibin B and follicle-stimulating hormone levels can not improve the diagnostic accuracy on testicular sperm extraction outcomes in Chinese non-obstructive azoospermic men. Chin Med J（Engl）, 2012, 125（16）: 2885-9.

［22］杜强，邹宝林，潘永峰，等. 中国男性不育患者 CFTR 基因 M470V 检测及其意义［J］. 中国性科学，2013，22（4）：14–17.

［23］Colaco S and Modi D. Genetics of the human Y chromosome and its association with male infertility. Colaco and Modi Reproductive Biology and Endocrinology, 2018, 16: 14.

［24］Zhang YS, Li LL, Xue LT, et al. Complete AZFb deletion of Y chromosome in an infertile male with severe oligoasthenozoospermia: case report and literature review. Urology, 2016, 1: 26–33.

［25］Sadeghi–Nejad and Farrokhi F. Genetics of azoospermia: Current knowlege, clinical implications, and future directions. Part Ⅱ Y chromosome , microdeletions. Urol J, 2007, 4: 192–206.

［26］Zhu XB, Gong YH, He J, et al. Multicentre study of Y chromosome microdeletions in 1808 Chinese infertile males using multiplex and real–time polymerase chain reaction. Andrologia, 2017, 49: e12662.

［27］Chillon M, Casals T, Mercier B, et al. Mutations in the cystic fibrosisgene in patients with congenital absence of the vas deferens. NEJM, 1995, 332: 1475–1480.

［28］Hu Zhibin, Li Zheng, Yu Jun, et al. Association analysis identifies new risk loci for non–obstructive azoospermia in Chinese men. Nature Communications, 2014, 5: 3857: 1–7.

［29］李朋，陈慧兴，黄煜华，等. 双侧斜疝术后输精管损伤相关梗阻性无精子症的手术策略分析［J］. 中华生殖与避孕杂志，2017，37（4）：272–275.

［30］Schlegel PN, Shin D, Goldstein M. Urogenital anomalies in men with congenital absence of the vas deferens. J Urol, 1996, 155: 1644–1648.

［31］李敏，李凤华，杜晶，等. 梗阻性无精子症附睾超声图像特征研究［J］. 中华男科学杂志，2010，16（11）：984–989.

［32］李敏，李凤华，杜晶，等。实时超声弹性成像定量分析在无精子症鉴别诊断中的初步研究［J］. 中华超声医学杂志，2012，28（2）：163–166.

［33］Ali A Dabaja, Peter N Schlegel. Microdissection testicular sperm extraction: an update. Asian J Androl, 2013, 15（1）：35–39.

［34］Schauer I, Madersbacher S, Jost R, et al. The impact of varicocelectomy on sperm parameters: a meta analysis. J Urol, 2012, 187（5）: 1540–1547.

［35］李虎，何祖强，董超雄，等.精囊镜联合电切镜治疗射精管梗阻性无精子症19例分析［J］.中国性科学，2015，24（12）: 64–66.

［36］彭靖，李铮，涂响安，等.中国男性不育显微外科15年发展历程及展望。中华男科学杂志，2014，20（7）: 586–589.

［37］Liu YF, Di L, Osterberg EC, et al. Use of Raman spectroscopy to identify active spermatogenesis and Sertoli–cell–only tubules in mice. Andrologia, 2016, 48（10）: 1086–1091.

［38］Shabataev V and Tal R. Artificial sperm: new horizons in procreation. Rambam Mainonides Medical Journal, 2017, 8（4）: e0042.

［39］Jungwirth A, Diemer T, Kopa Z, et al. EAU Guidelines on Male Infertility 2017 ［M］. 2017.

［40］李铮，黄煜华，李朋，等.应加强男性不育的规范化诊疗［J］.中华医学杂志，2015，95（36）: 2897–2899.

［41］李朋，陈慧兴，黄煜华，等.双侧斜疝术后输精管道损伤相关梗阻性无精子症的手术策略分析［J］.生殖与避孕，2017，37（4）: 272–275.

［42］Röpke A, Tüttelmann F MECHANISMS IN ENDOCRINOLOGY: Aberrations of the X chromosome as cause of male infertility. European Journal of Endocrinology, 2017: EJE–17–0246.

［43］Marc Goldstein, Peter N Schlegel. Surgical and medical management of male infertility.［M］New Yerk: Cambridge University Press, 2013.

［44］Plotton I, Brosse A, Cuzin B, et al. Klinefelter syndrome and TESE–ICSI.［J］. Annales Dendocrinologie, 2014, 75（2）: 118–25.

［45］Tian–Xiang, Jun–Hao, Wang, et al. Outcomes of 13 ICSI–PGD cycles with ejaculated spermatozoa in patients with Klinefelter syndrome［J］. Asian Journal of Andrology, 2016, 18（3）: 498–499］

［46］Schwarzer J U, Steinfatt H, Schleyer M, et al. Microdissection TESE is superior to conventional TESE in patients with nonobstructive azoospermia caused by Y chromosome microdeletions［J］. Andrologia, 2016, 48（4）: 402.

［47］ Dabaja A A, Schlegel P N. Microdissection testicular sperm extraction: an update ［J］. Asian journal of andrology, 2013, 15（1）: 35.

［48］ Moein M R, Tabibnejad N, Ghasemzadeh J. Beneficial effect of tamoxifen on sperm recovery in infertile men with nonobstructive azoospermia ［J］. Andrologia, 2012, 44 Suppl 1（Supplement s1）: 194.

［49］ 李宏军. 芳香化酶抑制剂在男性不育治疗中的应用 ［J］. 生殖医学杂志, 2015, 24（7）: 597-600.

［50］ Wenker E P, Dupree J M, Langille G M, et al. The Use of HCG‐Based Combination Therapy for Recovery of Spermatogenesis after Testosterone Use ［J］. Journal of Sexual Medicine, 2015, 12（6）: 1334-1337.

［51］ Shoshany O, Abhyankar N, Mufarreh N, et al. Outcomes of anastrozole in oligozoospermic hypoandrogenic subfertile men ［J］. Fertility & Sterility, 2017, 107（3）: 589-594.

［52］ 李宏军. 应关注男性不育的药物治疗: 睾酮, 用还是不用 ［J］. 中国性科学, 2014（8）: 106-110.

［53］ Kee K, Angeles V T, Flores M, et al. Human DAZL, DAZ and BOULEgenes modulate primordialgerm cell and haploidgamete formation ［J］. Nature, 2009, 462（7270）: 222-5.

［54］ Gliki G, Ebnet K, Aurrandlions M, et al. Spermatid differentiation requires the assembly of a cell polarity complex downstream of junctional adhesion molecule-C ［J］. Nature, 2004, 431（7006）: 320-4.

［55］ Qü Zhang, Feng Zhang, Xiao-hua Chen, et al. Rapid Evolution, Genetic Variations, and Functional Association of the Human Spermatogenesis-Related Gene NYD-SP12 ［J］. Journal of Molecular Evolution, 2007, 65（2）: 154-161.

［56］ Gou L T, Kang J Y, Dai P, et al. Ubiquitination-Deficient Mutations in Human Piwi Cause Male Infertility by Impairing Histone-to-Protamine Exchange during Spermiogenesis.［J］. Cell, 2017, 169（6）: 1090.

［57］ Makoolati Z, Movahedin M, ForouzandehMoghadam M, et al. Embryonic stem cell-derivedgerm cells induce spermatogenesis following transplantation to testis of adult mouse azoospermia model. [J]. Clinical Science, 2017: CS20171074.

[58] Yang S, Ping P, Ma M, et al. AB182. Efficientgeneration of haploid spermatids with Fertilization and development capacity from human spermatogonial stem cells of cryptorchid patients [J]. Stem Cell Reports, 2014, 3 (4) : 663.

[59] Esteves SC. Clinical management of infertile men with nonobstructive azoospermia [J]. Asian J Androl, 2015, 17 (3) : 459-70.

[60] Dabaja AA, Schlegel PN. Microdissection testicular sperm extraction: an update [J]. Asian J Androl, 2013; 15: 35-9.

[61] Gudeloglu A, Parekattil SJ. Update in the evaluation of the azoospermic male[J]. Clinics (Sao Paulo), 2013; 68 Suppl 1: 27-34.

[62] Jungwirth A, Diemer T, Kopa Z, et al. EAU Guidelines on Male Infertility 2017 [M]. 2017.

[63] Aziz N. The importance of semen analysis in the context of azoospermia [J]. Clinics (Sao Paulo) 2013; 68 Suppl 1: 35-8.

[64] Esteves SC, Miyaoka R, Agarwal A. An update on the clinical assessment of the infertile male [J]. Clinics (Sao Paulo) 2011; 66: 691-700.

[65] Flannigan R, Bach PV, Schlegel PN, et al. Microdissection testicular sperm extraction [J]. Transl Androl Urol. 2017, 6 (4) : 745-752.

[66] Chiba K, Enatsu N, Fujisawa M. Management of non-obstructive azoospermia [J]. Reprod Med Biol. 2016, 15 (3) : 165-173.

[67] Chan PT, Schlegel PN. Nonobstructive azoospermia [J]. CurrOpin Urol. 2000, 10 (6) : 617-24.

[68] Berookhim BM1, Schlegel PN. Azoospermia due to Spermatogenic Failure [J]. UrolClin North Am. 2014, 41 (1) : 97-113.

[69] Esteves SC, Agarwai A. The azoospermic male: current knowledge and future perspectives [J]. Clinics (Sao Paulo). 2013; 68 Suppl 1: 1-4.

[70] Corona G, Pizzocaro A, Lanfranco F, et al. Sperm recovery and ICSI outcomes in Klinefelter syndrome: a systematic review and meta-analysis [J]. Hum Reprod Update. 2017, 23 (3) : 265-275.

［71］ Ozer C, Caglar Aytac P, Goren MR, et al. Sperm retrieval by microdissection testicular sperm extraction and intracytoplasmic sperm injection outcomes in nonobstructive azoospermic patients with Klinefelter syndrome ［J］. Andrologia. 2018.［Epub ahead of print］

［72］ Friedler S, Raziel A, Strassburger D et al: Outcome of ICSI using fresh and cryopreservedthawed testicular spermatozoa in patients with non-mosaic Klinefelter's syndrome ［J］. Hum Reprod 2001；16: 2616.

［73］ Dohle GR, Halley DJ, Van Hemel JO, et al. Genetic risk factors in infertile men with severe oligozoospermia and azoospermia ［J］. Hum Reprod 2002；17: 13.

［74］ Van Assche E, Bonduelle M, Tournaye H, et al. Cytogenetics of infertile men［J］. Hum Reprod 1996；11（Suppl 4）: 1.

［75］ Palermo GD, Colombero LT, Hariprashad JJ, et al. Chromosome analysis of epididymal and testicular sperm in azoospermic patients undergoing ICSI ［J］. Hum Reprod 2002；17: 570.

［76］ Miyamoto T, Minase G, Shin T, et al. Human male infertility and itsgenetic causes ［J］. Reprod Med Biol. 2017, 16（2）: 81–88.

［77］ Sijstermans K, Hack WW, Meijer RW, et al. The frequency of undescended testis from birth to adulthood: a review ［J］. Int J Androl 2008；31: 1.

［78］ Hadziselimovic F. Cryptorchidism, its impact on male fertility ［J］. EurUrol 2002；41: 121.

［79］ Sigman M, Jarow JP. Endocrine evaluation of infertile men ［J］. Urology 1997；50: 659.

［80］ Czaplicki M, Bablok L, Janczewski Z. Varicocelectomy in patients with azoospermia ［J］. Arch Androl: 1979；3: 51.

［81］ Esteves SC, Miyaoka R, Roque M, et al. Outcome of varicocele repair in men with nonobstructive azoospermia: systematic review and meta-analysis ［J］. Asian J Androl. 2016, 18（2）: 246–53.

［82］ Velasquez M, Tanrikut C. Surgical management of male infertility: an update［J］. Transl Androl Urol. 2014, 3（1）: 64–76.

［83］陈林，刘振华，詹维伟，等．单侧睾丸扭转／复位致对侧睾丸损伤机制的超声造影研究［J］．上海交通大学学报（医学版），2010，30（9）：1028-1034

［84］Sharp VJ, Kieran K, Arlen AM. Testicular torsion: diagnosis, evaluation, and management. Am Fam Physician［J］. 2013, 88（12）: 835-840.

［85］Barratt CLR, Björndahl L, De Jonge CJ, et al. The diagnosis of male infertility: an analysis of the evidence to support the development of global WHO guidance-challenges and future research opportunities［J］. Hum Reprod Update. 2017, 23（6）: 660-680.

［86］谭艳．Y 染色体微缺失与男性不育．湖北医药学院学报，2014，33（3）：197-203.

［87］Asadi F, Sadighi Gilani MA, Ghaheri A, et al. The prevalence of Y chromosome microdeletions in Iranian infertile men with azoospermia and severe oligospermia. Cell J, 2017, 19（1）: 27-33.

［88］Liu XY, Wang RX, Fu Y, et al. Outcomes of intracytoplasmic sperm injection in oligozoospermic men with Y chromosome AZFb or AZFc microdeletions. Andrologia, 2017, 49（1）. doi: 10. 1111/and. 12602.

［89］Mittal RD, Singh G, Srivastava A, et al. Y chromosome microdeletions in idiopathic infertility from Northern India. Ann Genet, 2004, 47（4）: 331-337.

［90］李铮，夏术阶主编．2016 中国男科疾病诊疗指南（第一辑）．北京：中国医药科技出版社，2016.

［91］Foresta C, Moro E, Ferlin A. Y chromosome microdeletions and alterations of spermatogenesis. Endocr Rev, 2001, 22（2）: 226-239.

［92］Foresta C, Moro E, Garolla A, et al. Y chromosome microdeletions in cryptorchidism and idiopathic infertility. J Clin Endocrinol Metab, 1999, 84（10）: 3660-3665.

［93］Ferlin A, Bettella A, Tessari A, et al. Analysis of the DAZ gene family in cryptorchidism and idiopathic male infertility. Fertil Steril, 2004, 81（4）: 1013-1018.

［94］Soleimanian S, Kalantar SM, Sheikhha MH, et al. Association between Y-chromosome AZFc region microdeletions with recurrent miscarriage. Iran J

Reprod Med, 2013, 11（5）: 431–434.

[95] Karaer A, Karaer K, Ozaksit G, et al. Y chromosome azoospermia factor region microdeletions and recurrent pregnancy loss. Am J Obstet Gynecol, 2008, 199（6）: 662. e1–5.

[96] Pereza N, Črnjar K, Buretić–Tomljanović A, et al. Y chromosome azoospermia factor region microdeletions are not associated with idiopathic recurrent spontaneous abortion in a Slovenian population: association study and literature review. Fertil Steril, 2013, 99（6）: 1663–1667.

[97] Wettasinghe TK, Jayasekara RW, Dissanayake VH. Y chromosome microdeletions are not associated with spontaneous recurrent pregnancy loss in a Sinhalese population in Sri Lanka. Hum Reprod, 2010, 25（12）: 3152–3156.

[98] 朱晓斌，冯云，智二磊，等. 1052 例 Y 染色体微缺失检测及 14 例微缺失家系调查. 中华男科学杂志，2012, 20（7）: 637–640.

[99] Dai RL, Sun LK, Yang X, et al. Expansion and de novo occurrence of Y chromosome microdeletions occurring via natural vertical transmission in northeastern China. J Int Med Res, 2012, 40（3）: 1182–1191.

[100] Gambera L, Governini L, De Leo V, et al. Successful multiple pregnancy achieved after transfer of frozen embryos obtained via intracytoplasmic sperm injection with testicular sperm from an AZFc–deleted man. Fertil Steril, 2010, 94（6）: 2330.

[101] 朱晓斌，李铮，郭安亮，等. Y 染色体微缺失父子间垂直遗传分析. 中华遗传学杂志，2007, 24（2）: 203–205.

[102] 王会，吴青，施惠娟. 无精子因子 AZFc 微缺失的相关研究进展. 生殖与避孕，2011, 31（6）: 403–408.

[103] Kent–First MG, Kol S, Muallem A. The incidence and possible relevance of Y linked microdeletion in babies born after intracytoplasmic sperm injection and their infertile fathers. Mol Hum Reprod, 1996, 2（12）: 934–950.

[104] Krausz C, Hoefsloot L, Simoni M, et al. EAA/EMQN best practice guidelines for molecular disgnosis of Y–chromosoma microdeletions: state–of–the–art 2013. Andrology, 2014, 2（1）: 5–19.

［105］ Krausz C, Degl'Innocenti S. Y chromosome and male infertility: update, 2006. Front Biosci, 2006, 11: 3049–3061.

［106］ Saxena R, de Vries JW, Repping S, et al. Four DAZgenes in two clusters found in the AZFc region of the human Y chromosome. Genomics, 2000, 67（3）: 256–267.

［107］ Kuroda-Kawaguchi T, Skaletsky H, Brown LG, et al. The AZFc region of the Y chromosome features massive palindromes and uniform recurrent deletions in infertile men. Nat Genet, 2001, 29（3）: 279–286.

［108］ Luetjens CM, Gromoll J, Engelhardt M, et al. Manifestation of Y-chromosomal deletions in the human testis: a morphometrical and immunohistochemical evaluation. Hum Reprod, 2002, 17（9）: 2258–2266.

［109］ Repping S, Skaletsky H, Lange J, et al. Recombination between palindromes P5 to P1 on the human Y chromosome causes massive deletions and spermatogenic failure. Am J Hum Genet, 2002, 71（4）: 906–922.

［110］ Simoni M, Bakker E, Eurlings MC, et al. Labortory guidelines for molecular diagnosis of Y chromosomal microdeletions. Int J Androl, 1999, 22（5）: 292–299.

［111］ Beyaz CC, Gunes S, Onem K, et al. Partial deletions of Y-chromosome in infertile men with non-obstructive azoospermia and oligoasthenoteratozoospermia in a Turkish population. In Vivo, 2017, 31（3）: 365–371.

［112］ hang ZB, Jiang YT, Yun X, et al. Male infertility in Northeast China: a cytogenetic study of 135 patients with non-obstructive azoospermia and severe oligozoospermia. J Assist Reprod Genet, 2012, 29（1）: 83–87.

［113］ Samli H, Samli MM, Solak M, et al. Genetic anomalies detected in patients with non-obstructive azoospermia and oligozoospermia. Arch Androl, 2006, 52（4）: 263–267.

［114］ 李宏军，黄宇烽主编. 实用男科学. 第2版. 北京：科学出版社，2015.

［115］ Sobotka V, Vozdova M, Heracek J, et al. A rare Robertsonian translocation rob（14；22）carrier with azoospermia, meiotic defects, and testicular sperm aneuploidy. Syst Biol Reprod Med, 2015, 61（4）: 245–250.

［116］ Flannigan RK, Chow V, Ma S, et al. 45, X/46, XY mixedgonadal dysgenesis: A case of successful sperm extraction. Can Urol Assoc J, 2014, 8（1–2）: E108–110.

［117］ Faure AK, Aknin–Seifer I, Satre V, et al. Fine mapping of re–arranged Y chromosome in three infertile patients with non–obstructive azoospermia/cryptozoospermia. Hum Reprod, 2007, 22（7）: 1854–1860.

［118］ Lin YH, Lin YM, Lin YH, et al. Ring（Y）in two azoospermic men. Am J Med Genet A, 2004, 128A（2）: 209–213.

［119］ Sun F, Oliver–Bonet M, Turek PJ, et al. Meiotic studies in an azoospermic human translocation（Y；1）carrier. Mol Hum Reprod, 2005, 11（5）: 361–364.

［120］ 赵连明, 姜辉, 洪锴, 等. 人精母细胞减数分裂重组异常对非梗阻性无精子症患者病理结果影响的初步研究［J］. 中华男科学杂志, 2013, 19（5）: 425–428.

［121］ Vozdova M, Heracek J, Sobotka V, et al. Testicular sperm aneuploidy in non-obstructive azoospermic patients. Hum Reprod, 2012, 27（7）: 2233–2239.

［122］ Sun F, Mikhaail–Philips M, Oliver–Bonet M, et al. Reduced meiotic recombination on the XY bivalent is correlated with an increased incidence of sex chromosome aneuploidy in men with non–obstructive azoospermia. Mol Hum Reprod, 2008, 14（7）: 399–404.

［123］ Palermo GD, Colombero LT, Hariprashad JJ, et al. Chromosome analysis of epididymal and testicular sperm in azoospermic patients undergoing ICSI. Hum Reprod, 2002, 17（3）: 570–575.

［124］ Magli MC, Gianaroli L, Ferraretti AP, et al. Paternal contribution to aneuploidy in preimplantation embryos. Reprod Biomed Online, 2009, 18（4）: 536–542.

［125］ Bellovits O, Rusz A, Romics I, et al. Chromosomal disorders in the background of azoospermia. Orv Hetil, 2006, 147（12）: 531–535.

［126］ Salahshourifar I, Gilani MA, Vosough A, et al. De novo complex chromosomal rearrangement of 46, XY, t（3；16；8）（p26；q13；q21.2）in a non-obstructive azoospermic male. J Appl Genet, 2007, 48（1）: 93–94.

［127］ Sills ES, Kim JJ, Witt MA, et al. Non-obstructive azoospermia and maturation arrest with complex translocation 46, XY t（9；13；14）（p22；q21.2；p13）is consistent with the Luciani-Guo hypothesis of latent aberrant autosomal regions and infertility. Cell Chromosome, 2005, 4: 2.

［128］ Ahmadi Rastegar D, Sharifi Tabar M, Alikhani M, et al. Isoform-levelgene expression profiles of human Y chromosome azoospermia factorgenes and their X chromosome paralogs in the testicular tissue of non-obstructive azoospermia patients. J Proteome Res, 2015, 14（9）: 3595-3605.

［129］ Yang F, Silber S, Leu NA, et al. TEX11 is mutated in infertile men with azoospermia and regulatesgenome-wide recombination rates in mouse. EMBO Mol Med, 2015, 7（9）: 1198-1210.

［130］ Maor-Sagie E, Cinnamon Y, Yaacov B, et al. Deleterious mutation in SYCE1 is associated with non-obstructive azoospermia. J Assist Reprod Genet, 2015, 32（6）: 887-891.

［131］ Frainais C, Kannengiesser C, Albert M, et al. RHOXF2gene, a new candidategene for spermatogenesis failure. Basic Clin Androl, 2014, 24: 3.

［132］ Wang XN, Li ZS, Ren Y, et al. The Wilms tumorgene, Wt1, is critical for mouse spermatogenesis via regulation of sertoli cell polarity and is associated with non-obstructive azoospermia in humans. PLoS Genet, 2013, 9（8）: e1003645.

［133］ Paduch DA, Mielnik A, Schlegel PN. Novel mutations in testis-specific ubiquitin protease 26gene may cause male infertility and hypogonadism. Reprod Biomed Online, 2005, 10（6）: 747-754.

［134］ 夏欣一，杨　滨，崔英霞，等. 男性不育的遗传学病因研究进展［J］. 中华男科学杂志, 2008, 14（9）: 837-841.

［135］ Tsujimura A, Fujita K, Komori K, et al. Associations of homologous RNA-binding motifgene on the X chromosome（RBMX）and its like sequence on chromosome 9（RBMXL9）with non-obstructive azoospermia. Asian J Androl, 2006, 8（2）: 213-218.

［136］ Tsai-Morris CH, Koh E, Sheng Y, et al. Polymorphism of the GRTH/

DDX25gene in normal and infertile Japanese men: a missense mutation associated with loss of GRTH phosphorylation. Mol Hum Reprod, 2007, 13（12）:887-892.

［137］张炜, 张思仲, 阿周存.联会复合体——原发无精症发病中的重要角色[J]. 遗传, 2006, 28（2）: 231-235.

［138］应后群, 阿周存.生精障碍相关基因单核苷酸多态性研究进展.中华男科学杂志, 2011, 17（12）: 1125-1130.

［139］Kamaliyan Z, Pouriamanesh S, Amin-Beidokhti M, et al. HIWI2 rs508485 polymorphism is associated with non-obstructive azoospermia in Iranian patients. Rep Biochem Mol Biol, 2017, 5（2）:108-111.

［140］Kim SY, Lim JW, Kim JW, et al. Association betweengenetic polymorphisms in folate-related enzymegenes and infertile men with non-obstructive azoospermia. Syst Biol Reprod Med, 2015, 61（5）:286-292.

［141］Li XY, Ye JZ, Ding XP, et al. Association between methionine synthase reductase A66G polymorphism and primary infertility in Chinese males. Genet Mol Res, 2015, 14（2）:3491-3500.

［142］Lee HC, Jeong YM, Lee SH, et al. Association study of four polymorphisms in three folate-related enzymegenes with non-obstructive male infertility. Hum Reprod, 2006, 21（12）:3162-3170.

［143］Zou S, Song P, Meng H, et al. Association and meta-analysis of HLA and non-obstructive azoospermia in the Han Chinese population. Andrologia, 2017, 49（2）. doi: 10.1111/and.12600.

［144］Jinam TA, Nakaoka H, Hosomichi K, et al. HLA-DPB1*04: 01 allele is associated with non-obstructive azoospermia in Japanese patients. Hum Genet, 2013, 132（12）:1405-1411.

［145］Matsuzaka Y, Makino S, Okamoto K, et al. Susceptibility locus for non-obstructive azoospermia is localized within the HLA-DR/DQ subregion: primary role of DQB1*0604. Tissue Antigens, 2002, 60（1）:53-63.

［146］Gharesi-Fard B, Ghasemi Z, Shakeri S, et al. The frequency of follicle stimulating hormone receptorgene polymorphisms in Iranian infertile men with azoospermia. Iran J Reprod Med, 2015, 13（11）: 673-678.

［147］ Chihara M, Yoshihara K, Ishiguro T, et al. Association of NR3C1/glucocorticoid receptorgene SNP with azoospermia in Japanese men. J Obstet Gynaecol Res, 2016, 42（1）: 59-66.

［148］ 丁敏，李凌霄，丁显平，等. USP8基因多态性与四川地区男性不育的相关性研究［J］. 中华医学遗传学杂志，2015，32（2）: 269-273.

［149］ Lee IW, Kuan LC, Lin CH, et al. Association of USP26 haplotypes in men in Taiwan, China with severe spermatogenic defect. Asian J Androl, 2008, 10（6）: 896-904.

［150］ Song B, Zhang Y, He XJ, et al. Association of genetic variants in SOHLH1 and SOHLH2 with non-obstructive azoospermia risk in the Chinese population. Eur J Obstet Gynecol Reprod Biol, 2015, 184: 48-52.

［151］ Zhang Y, Song B, Du WD, et al. Genetic association study of RNF8 and BRDT variants with non-obstructive azoospermia in the Chinese Han population. Syst Biol Reprod Med, 2015, 61（1）: 26-31.

［152］ Jin Q, Wang B, Wang J, et al. Association between TP53gene Arg72Pro polymorphism and idiopathic infertility in southeast Chinese Han males. Syst Biol Reprod Med, 2013, 59（6）: 342-346.

［153］ He XJ, Ruan J, Du WD, et al. PRM1 variant rs35576928（Arg>Ser）is associated with defective spermatogenesis in the Chinese Han population. Reprod Biomed Online, 2012, 25（6）: 627-634.

［154］ Mitchell V, Steger K, Marchetti C, et al. Cellular expression of protamine 1 and 2 transcripts in testicular spermatids from azoospermic men submitted to TESE-ICSI. Mol Hum Reprod, 2005, 11（5）: 373-379.

［155］ Yu J, Chen Z, Zhang T, et al. Association ofgenetic variants in CFTRgene, IVS8 c. 1210-12T［5_9］and c. 1210-35_1210-12GT［8_12］, with spermatogenetic failure: case-control study and meta-analysis. Mol Hum Reprod, 2011, 17（9）: 594-603.

［156］ Lu N, Wu B, Xia Y, et al. Polymorphisms in CYP1A1gene are associated with male infertility in a Chinese population. Int J Androl, 2008, 31（5）: 527-533.

［157］ Volk M, Jaklič H, Zorn B, et al. Association between male infertility and genetic variability at the PON1/2 and GSTM1/T1gene loci. Reprod Biomed Online, 2011, 23（1）: 105–110.

［158］ Song B, He X, Du W, et al. Genetic study of Hormad1 and Hormad2 with non–obstructive azoospermia patients in the male Chinese population. J Assist Reprod Genet, 2014, 31（7）: 873–879

［159］ Okada H, Tajima A, Shichiri K, et al. Genome–wide expression of azoospermia testes demonstrates a specific profile and implicates ART3 ingenetic susceptibility. PLoS Genet, 2008, 4（2）: e26.

［160］ Tu W, Liu Y, Shen Y, et al. Genome–wide Loci linked to non–obstructive azoospermia susceptibility may be independent of reduced sperm production in males with normozoospermia. Biol Reprod, 2015, 92（2）: 41.

［161］ Zhang Y, He XJ, Song B, et al. Association of single nucleotide polymorphisms in the USF1, GTF2A1L and OR2W3genes with non–obstructive azoospermia in the Chinese population. J Assist Reprod Genet, 2015, 32（1）: 95–101.

［162］ Hu Z, Li Z, Yu J, et al. Association analysis identifies new risk loci for non–obstructive azoospermia in Chinese men. Nat Commun, 2014, 5: 3857.

［163］ Qin Y, Ji J, Du G, et al. Comprehensive pathway–based analysis identifies associations of BCL2, GNAO1 and CHD2 with non–obstructive azoospermia risk. Hum Reprod, 2014, 29（4）: 860–866.

［164］ Khazamipour N, Noruzinia M, Fatehmanesh P, et al. MTHFR promoter hypermethylation in testicular biopsies of patients with non–obstructive azoospermia: the role of epigenetics in male infertility. Hum Reprod, 2009, 4（9）: 2361–2364.

［165］ Song WY, Meng H, Wang XG, et al. Reduced microRNA–188–3p expression contributes to apoptosis of spermatogenic cells in patients with azoospermia. Cell Prolif, 2017, 50（1）. doi: 10. 1111/cpr. 12297.

［166］ Li Z, Huang Y, Li H, et al. Excess of rare variants ingenes that are key epigenetic regulators of spermatogenesis in the patients with non–obstructive azoospermia. Sci Rep, 2015, 5: 8785.

［167］ Ni B, Lin Y, Sun L, et al. Low-frequencygermline variants across 6p22.2-6p21.33 are associated with non-obstructive azoospermia in Han Chinese men. Hum Mol Genet, 2015, 24（19）: 5628-5636.

［168］ Lu C, Xu M, Wang R, et al. Pathogenic variants screening in five non-obstructive azoospermia-associatedgenes. Mol Hum Reprod, 2014, 20（2）: 178-183.

［169］ Wang Q, Liu C, Tang C, et al. Yeast model identifies ENTPD6 as a potential non-obstructive azoospermia pathogenicgene. Sci Rep, 2015, 5: 11762.

［170］ Jamsai D, Grealy A, Stahl PJ, et al. Genetic variants in the human glucocorticoid-induced leucine zipper（GILZ）gene in fertile and infertile men. Andrology, 2013, 1（3）: 451-455.

［171］ Lanfranco F, Kamischke A, Zitzmann M, et al. Klinefelter's syndrome. Lancet, 2004, 364（9430）: 273-283.

［172］ Levron J, Aviram-Goldring A, Madgar I, et al. Sperm chromosome analysis and outcome of IVF in patients with non-mosaic Klinefelter's syndrome. Fertil Steril, 2000, 74（5）: 925-929.

［173］ Aksglaede L, Wikström AM, Rajpert-De Meyts E, et al. Natural history of seminiferous tubule degeneration in Klinefelter syndrome. Hum Reprod Update, 2006, 12（1）: 39-48.

［174］ 双卫兵, 章慧平主编. 男性生殖道疾病与生育调节技术. 北京: 人民卫生出版社, 2015.

［175］ Bakircioglu ME, Ulug U, Erden HF, et al. Klinefelter syndrome: does it confer a bad prognosis in treatment of nonobstructive azoospermia？ Fertil Steril, 2011, 95（5）: 1696-1699.

［176］ Rivers N, Milazzo JP, Perdrix A, et al. The feasibility of fertility preservation in adolescents with Klinefelter syndrome. Hum Reprod, 2013, 28（6）: 1468-1479.

［177］ Kim H G, Bhagavath B, Layman L C. Clinical manifestations of impaired GnRH neuron development and function.［J］. Neurosignals, 2008, 16（2-3）: 165-182.

［178］ Stamou M I, Georgopoulos N A. Kallmann Syndrome: Phenotype and Genotype of Hypogonadotropic Hypogonadism.［J］. Metabolism Clinical & Experimental, 2017, 9（Suppl 1）: 113–122.

［179］ 孙启虹，窦京涛. 男性低促性腺激素性性腺功能减退的临床诊断及药物治疗.［J］. 药品评价, 2013, 10（7）: 21–24.

［180］ Salenave S, Trabado S, Maione L, et al. Male acquired hypogonadotropic hypogonadism: diagnosis and treatment.［J］. Annales Dendocrinologie, 2012, 73（2）: 141–146.

［181］ Sykiotis G P, Hoang X H, Avbelj M, et al. Congenital idiopathic hypogonadotropic hypogonadism: evidence of defects in the hypothalamus, pituitary, and testes.［J］. Journal of Clinical Endocrinology & Metabolism, 2010, 95（6）: 3019–3027.

［182］ Layman L C. Hypogonadotropic hypogonadism.［J］. Endocrinology & Metabolism Clinics of North America, 2007, 36（2）: 283–296.

［183］ Salenave S, Chanson P H, Pugeat M, et al. Kallmann's syndrome: a comparison of the reproductive phenotypes in men carrying KAL1 and FGFR1/KAL2 mutations［J］. Journal of Clinical Endocrinology & Metabolism, 2008, 93（3）: 758–763.

［184］ Trarbach, E. B, Costa EM, Versiani B, et al. Novel fibroblastgrowth factor receptor 1 mutations in patients with congenital hypogonadotropic hypogonadism with and without anosmia.［J］. Journal of Clinical Endocrinology & Metabolism, 2006, 91（10）: 4006–4012.

［185］ Falardeau, J, Chung WC, Beenken A, et al., Decreased FGF8 signaling causes deficiency ofgonadotropin–releasing hormone in humans and mice.［J］. Journal of Clinical Investigation, 2008, 118（8）: 2822–2831.

［186］ Kim HG, Kurth I, Lan F, et al. Mutations in CHD7, Encoding a Chromatin–Remodeling Protein, Cause Idiopathic Hypogonadotropic Hypogonadism and Kallmann Syndrome.［J］. American Journal of Human Genetics, 2008, 83（4）: 511–519.

［187］ Jongmans MC, van Ravenswaaij–Arts CM, Pitteloud N, et al. CHD7 mutations in patients initially diagnosed with Kallmann syndrome – the clinical overlap with CHARGE syndrome.［J］. Clinical Genetics, 2009, 75（1）: 65–71.

［188］ Topaloglu AK, Reimann F, Guclu M, et al. , TAC3 and TACR3 mutations in familial hypogonadotropic hypogonadism reveal a key role for Neurokinin B in the central control of reproduction.［J］. Nature Genetics, 2009, 41（3）: 354–358.

［189］ Gianetti E, Tusset C, Noel SD, et al. TAC3/TACR3 Mutations Reveal Preferential Activation of Gonadotropin–Releasing Hormone Release by Neurokinin B in Neonatal Life Followed by Reversal in Adulthood.［J］. Journal of Clinical Endocrinology & Metabolism, 2010, 95（6）: 2857–2867.

［190］ Hanchate NK, Giacobini P, Lhuillier P, et al. SEMA3A, agene involved in axonal pathfinding, is mutated in patients with Kallmann syndrome.［J］. PLoS Genet, 2012, 8（8）: e1002896.

［191］ Quinton R, Duke VM, Robertson A, et al. Idiopathicgonadotrophin deficiency: genetic questions addressed through phenotypic characterization.［J］. Clinical Endocrinology, 2001, 55（2）: 163–174.

［192］ Fathi A K, Hu S, Fu X, et al. Molecular defects of the GNRH receptorgene in Chinese patients with idiopathic hypogonadotropic hypogonadism and the severity of hypogonadism.［J］. Journal of Pediatric Endocrinology & Metabolism Jpem, 2012, 25（7–8）: 659–668.

［193］ Bianco, S. D. C. and U. B. Kaiser. The genetic and molecular basis of idiopathic hypogonadotropic hypogonadism.［J］. Nature Reviews Endocrinology, 2009, 5（10）: 569–576.

［194］ Brioude F, Bouliqand J, Trabado S, et al. Non–syndromic congenital hypogonadotropic hypogonadism: clinical presentation andgenotype–phenotype relationships［J］. Eur J Endocrinol, 2010, 162: 835–851.

［195］ Tusset C, Trarbach E B, Silveira L F, et al. Clinical and molecular aspects of congenital isolated hypogonadotropic hypogonadism.［J］. Arquivos Brasileiros De Endocrinologia E Metabologia, 2011, 55（8）: 501–511.

［196］ Min S K, Hwang P H, Lee D Y. A Gonadotropin–Releasing Hormone（GnRH）

Stimulation Test Before and After GnRH Analogue Treatment for Central Precocious Puberty: Has the GnRH Test been Adequately Simplified？ ［J］. Indian Journal of Pediatrics, 2015, 82（11）: 996-1000.

［197］ Bhagavath B, Podolsky R H, Ozata M, et al. Clinical and molecular characterization of a large sample of patients with hypogonadotropic hypogonadism.［J］. Fertility & Sterility, 2006, 85（3）: 706-713.

［198］ Miyagawa Y, Tsujimura A, Matsumiya K, et al. Outcome of gonadotropin therapy for male hypogonadotropic hypogonadism at university affiliated male infertility centers: a 30-year retrospective study.［J］. Journal of Urology, 2005, 173（6）: 2072-2075.

［199］ Lieblich JM, Rogol AD, White BJ, et al. Syndrome of anosmia with hypogonadotropic hypogonadism（kallmann syndrome）: Clinical and laboratory studies in 23 cases.［J］.American Journal of Medicine, 1982, 73(4): 506-19.

［200］ 赵芳雅, 陈海冰.男性低促性腺激素性性腺功能减退症的诊治［J］.中华内分泌代谢杂志, 2013, 29（11）: 998-1001.

［201］ Kobori Y, Suzuki K, Iwahata T, et al. Hormonal therapy（HCG and rhFSH）for infertile men with adult-onset idiopathic hypogonadotropic hypogonadism.［J］. Systems Biology in Reproductive Medicine, 2015, 61（2）: 110-112.

［202］ Ramasamy R, Armstrong JM, Lipshultz LI. Preserving fertility in the hypogonadal patient: an update.［J］. Asian Journal of Andrology, 2015, 17(2): 192-200

［203］ 朱大龙, 李小英.男性特发性低促性腺激素性性腺功能减退症患者尿促卵泡激素 / 人绒毛膜促性腺激素序贯治疗与传统治疗的疗效比较［J］.中华内科杂志, 2016, 55（1）: 48-48.

［204］ 孙首悦, 王卫庆, 蒋怡然, 等.微量泵脉冲输注戈那瑞林治疗特发性低促性腺激素性性腺功能减退症［J］.中华内分泌代谢杂志, 2011, 27（8）: 654-658.

［205］ Warne D W, Decosterd G, Okada H, et al. A combined analysis of data to identify predictive factors for spermatogenesis in men with hypogonadotropic hypogonadism treated with recombinant human follicle-stimulating hormone and human chorionicgonadotropin. [J]. Fertility & Sterility, 2009, 92 (2): 594-604.

[206] Jiang-Feng, Zhao-Xiang, Wang, et al. Pulsatilegonadotropin-releasing hormone therapy is associated with earlier spermatogenesis compared to combined gonadotropin therapy in patients with congenital hypogonadotropic hypogonadism [J]. Asian Journal of Andrology, 2017, 19 (6): 680-685.

[207] Bhasin S, Cunningham GR, Hayes FJ, et al. Testosterone therapy in adult men with androgen deficiency syndromes: an endocrine society clinical practiceguideline. [J]. The Journal of clinical endocrinology and metabolism, 2006, 91 (6): 1995-2010.

[208] Zitzmann M, Mattern A, Hanisch J, et al. A study on the tolerability and effectiveness of injectable testosterone undecanoate for the treatment of male hypogonadism in a worldwide sample of 1, 438 men. [J]. J Sex Med, 2013, 10 (2): 579-588.

[209] Kaufman JM, Miller MG, Fitzpatrick S, et al. One-year efficacy and safety study of a 1. 62% testosteronegel in hypogonadal men: results of a 182-day open-label extension of a 6-month double-blind study. [J]. J Sex Med, 2012, 9 (4): 1149-1161.

[210] Dobs AS, McGettigan J, Norwood P, et al. A novel testosterone 2%gel for the treatment of hypogonadal males. [J]. J Androl, 2012, 33 (4): 601-607

[211] Mazer N, Bell D, Wu J, et al. Comparison of the steady-state pharmacokinetics, metabolism, and variability of a transdermal testosterone patch versus a transdermal testosteronegel in hypogonadal men. [J]. J Sex Med, 2005, 2 (2): 213-226.

[212] Dobs AS, Hoover DR, Chen MC, et al. Pharmacokinetic characteristics, efficacy, and safety of buccal testosterone in hypogonadal males: a pilot study. [J]. J Clin Endocrinol Metab, 1998, 83 (1): 33-39.

[213] Radmayr C, Dogan HS, Hoebeke P, et al. Management of undescended testes: European Association of Urology/European Society for Paediatric Urology

Guidelines. J Pediatr Urol 2016；12: 335–343.

［214］ Harrington J. Clinical review: Distinguishing constitutional delay of growth and puberty from isolated hypogonadotropic hypogonadism: critical appraisal of available diagnostic tests. J Clin Endocrinol Metab 2012；97: 3056–3067.

［215］ Bukhari I, Li G, Wang L, et al. Effects of androgen receptor mutation on testicular histopathology of patient having complete androgen insensitivity. J Mol Histol 2017；48: 159–167.

［216］ Okeigwe I. 5-Alpha reductase deficiency: a 40-year retrospective review. Curr Opin Endocrinol Diabetes Obes 2014；21: 483–487.

［217］ Cobellis G, Noviello C, Nino F, et al. Spermatogenesis and cryptorchidism. Front Endocrinol（Lausanne）. 2014；5: 63.

［218］ Rohayem J, Luberto A, Nieschlag E, et al. Delayed treatment of undescended testes may promote hypogonadism and infertility. Endocrine 2017；55: 914–924.

［219］ Kolon TF, Herndon CD, Baker LA, et al. Evaluation and treatment of cryptorchidism: AUAguideline. J Urol 2014；192: 337–345.

［220］ Adomaitis R, Vincel B, Eidukaite A, et al. Consequences of bilateral cryptorchidism in adults. Andrologia. 2016；48（9）: 933–938.

［221］ Hanerhoff BL, Welliver C. Does early orchidopexy improve fertility？ Transl Androl Urol. 2014；3: 370–376.

［222］ Ring JD, Lwin AA. Current medical management of endocrine-related male infertility. Asian J Androl 2016；18: 357–363.

［223］ Haimov-Kochman R, Prus D, Farchat M, et al. Reproductive outcome of men with azoospermia due to cryptorchidism using assisted techniques. Int J Androl. 2010；33: e139–143.

［224］ Liu Y, Zhu Y, Di L, et al. Raman spectroscopy as an ex vivo noninvasive approach to distinguish complete and incomplete spermatogenesis within human seminiferous tubules. Fertil Steril 2014；102: 54–60. e2

［225］ Dabaja AA, Schlegel PN. Microdissection testicular sperm extraction: an update. Asian J Androl. 2013；15: 35–39.

［226］ Chiba K, Ishikawa T, Yamaguchi K, et al. The efficacy of adult orchidopexy as a treatment of male infertility: our experience of 20 cases. Fertil Steril. 2009；92: 1337–1339.

［227］ Sun J, Chen W, Zhou L, et al. Successful delivery derived from cryopreserved rare human spermatozoa with novel cryopiece. Andrology 2017；5: 832–837.

［228］ Park YS, Kim MK, Lim CK, et al. Efficacy of cryopreservation of embryosgenerated by intracytoplasmic sperm injection withspermatozoa from frozen testicular tissue. J Assist Reprod Genet. 2014；31: 1331–1336.

［229］ Leung A, Mira J, Hsiao W. Updates on sperm retrieval techniques ［J］. Transl Androl Urol. 2014, 3（1）: 94–101.

［230］ Schlegel PN. Testicular sperm extraction: microdissection improves sperm yield with minimal tissue excision ［J］. Hum Reprod 1999, 14: 131–5.

［231］ Dabaja AA, Schlegel PN. Microdissection testicular sperm extraction: an update ［J］. Asian J Androl. 2013, 15（1）: 35–9.

［232］ Flannigan R, Bach PV, Schlegel PN, et al. Microdissection testicular sperm extraction ［J］. Transl Androl Urol. 2017, 6（4）: 745–752.

［233］ Schlegel PN. Nonobstructive azoospermia: a revolutionary surgical approach and results ［J］. Semin Reprod Med 2009, 27: 165–70.

［234］ Reifsnyder JE, Ramasamy R, Husseini J, Schlegel PN. Role of optimizing testosterone before microdissection testicular sperm extraction in men with nonobstructive azoospermia ［J］. J Urol 2012, 188: 532–7.

［235］ Cavallini G, Beretta G, Biagiotti G. Preliminary study of letrozole use for improving spermatogenesis in non–obstructive azoospermia patients with normal serum FSH ［J］. Asian J Androl 2011, 13: 895–7.

［236］ Raman JD, Schlegel PN. Aromatase inhibitors for male infertility ［J］. J Urol 2002, 167: 624–9.

［237］ Weedin JW, Khera M, Lipshultz LI. Varicocele repair in patients with nonobstructive azoospermia: a meta–analysis ［J］. J Urol 2010, 183: 2309–15.

［238］ Schlegel PN, Kaufmann J. Role of varicocelectomy in men with nonobstructive azoospermia ［J］. Fertil Steril 2004, 81: 1585–8.

［239］ Schlegel PN, Kaufmann J. Role of varicocelectomy in men with nonobstructive azoospermia ［J］. Fertil Steril 2004, 81: 1585-8.

［240］ Inci K, Hascicek M, Kara O, Dikmen AV, Gürgan T, Ergen A. Sperm retrieval and intracytoplasmic sperm injection in men with nonobstructive azoospermia, and treated and untreated varicocele ［J］. J Urol 2009, 182: 1500-5;

［241］ Kupker W, Schlegel P, Al-Hassani S, et al. Use of frozen-thawed testicular sperm for intracytoplasmic sperm injection ［J］. Fertil Steril 2000, 73: 46 –58.

［242］ Friedler S, Raziel A, Strassburger D, et al. Outcome of ICSI using fresh and cryopreserved-thawed testicular spermatozoa in patients with non-mosaic Klinefelter's syndrome ［J］. Hum Reprod 2001, 16（12）: 2616 –20.

［243］ Ohlander S, Hotaling J, Kirshenbaum E, et al. Impact of fresh versus cryopreserved testicular sperm upon intracytoplasmic sperm injection pregnancy outcomes in men with azoospermia due to spermatogenic dysfunction: a meta-analysis ［J］. Fertil Steril. 2014, 101（2）: 344-9.

［244］ Crabbe' E, Verheyen G, Silber S, et al. Enzymatic digestion of testicular tissue may rescue the intracytoplasmic sperm injection cycle in some patients with non-obstructive azoospermia ［J］. Hum Reprod 1998, 13: 2791-6.

［245］ Ramasamy R, Yagan N, Schlegel PN. Structural and functional changes to the testis after conventional versus microdissection testicular sperm extraction ［J］. Urology. 2005, 65（6）: 1190-4.

［246］ Tsujimura A. Microdissection testicular sperm extraction: prediction, outcome, and complications ［J］. Int J Urol. 2007, 14（10）: 883-9.

［247］ Takada S, Tsujimura A, Ueda T, et al. Androgen decline in patients with nonobstructive azoospemia after microdissection testicular sperm extraction ［J］. Urology. 2008, 72（1）: 114-8.

［248］ Bernie AM, Mata DA, Ramasamy R, et al. Comparison of microdissection testicular sperm extraction, conventional testicular sperm extraction, and testicular sperm aspiration for nonobstructive azoospermia: a systematic review and meta-analysis ［J］. Fertil Steril. 2015, 104（5）: 1099-103.

［249］ Turunc T, Gul U, Haydardedeoglu B, et al. Conventional testicular sperm extraction combined with the microdissection technique in nonobstructive azoospermic patients: a prospective comparative study［J］. Fertil Steril, 94（6）: 2157-60.

［250］ Okada H, Dobashi M, Yamazaki T, et al. Conventional versus microdissection testicular sperm extraction for nonobstructive azoospermia［J］. J Urol. 2002, 168（3）: 1063-7.

［251］ 马猛，平萍，李朋，等. 睾丸显微取精术的临床应用效果评估［J］. 中华泌尿外科杂志，2013，36（6）: 426-430.

［252］ Hopps CV1, Mielnik A, Goldstein M, et al. Detection of sperm in men with Y chromosome microdeletions of the AZFa, AZFb and AZFc regions［J］. Hum Reprod. 2003, 18（8）: 1660-5.

［253］ Jungwirth A, Diemer T, Kopa Z, et al. EAU Guidelines on Male Infertility 2017［M］. 2017.

［254］ Eken A, Gulec F, Microdissection testicular sperm extraction（micro-TESE）: Predictive value of preoperative hormonal levels and pathology in non-obstructive azoospermia［J］. Kaohsiung J Med Sci. 2018, 34（2）: 103-108.

［255］ Ramasamy R1, Lin K, Gosden LV, et al. High serum FSH levels in men with nonobstructive azoospermia does not affect success of microdissection testicular sperm extraction［J］. Fertil Steril. 2009, 92（2）: 590-3.

［256］ Bryson CF, Ramasamy R, Sheehan M, et al. Severe testicular atrophy does not affect the success of microdissection testicular sperm extraction［J］. J Urol. 2014, 191（1）: 175-8.

［257］ Abdel Raheem A, Garaffa G, Rushwan N, et al. Testicular histopathology as a predictor of a positive sperm retrieval in men with non-obstructive azoospermia［J］. BJU Int 2013；111（3）: 492-9.

［258］ HusseinA. Evaluation of diagnostic testis biopsy and the repetition of testicular sperm extraction surgeries in infertility patients［J］. Fertil Steril. 2013；100（1）: 88-93.

［259］ Bernie AM, Shah K, Halpern JA, et al. Outcomes of microdissection testicular sperm extraction in men with nonobstructive azoospermia due to maturation arrest [J]. Fertil Steril. 2015 Sep; 104 (3) : 569-73.

[260] Yildirim ME, Koc A, Kaygusuz IC, et al. The association between serum follicle-stimulating hormone levels and the success of microdissection testicular sperm extraction in patients with azoospermia [J]. Urol J. 2014 Sep 6; 11 (4) : 1825-8.

[261] Jungwirth A, Diemer T, Kopa Z, et al. EAU Guidelines on Male Infertility 2017 [M]. 2017.

[262] Van Wely M, Barbey N, Meissner A, et al. Live birth rates after MESA or TESE in men with obstructive azoospermia: is there a difference ? [J]. Hum Reprod. , 2017, 30 (4) : 761-3.

[263] Noritoshi Enatsu, Koji Chiba, and Masato Fujisawa. The development of surgical sperm extraction and new challenges to improve the outcome [J]. Reprod Med Biol. 2016, 15 (3) : 137-141.

[264] Khodari M, Ouzzane A, Marcelli F, et al. Azoospermia and a history of inguinal hernia repair in adult. [J]. Prog Urol. , 2015, 25 (12) : 692-5.

[265] Wosnitzer M, Goldstein M, Hardy MP. Review of Azoospermia. [J]. Spermatogenesis. 2014, 31 (4) : e28218-1-4

[266] Jun Liu, Zhiqian Wang, Min Li, et al. Differential Diagnostic Value of Obstructive and Nonobstructive Azoospermia by Scrotal Ultrasound. [J]. Ultrasound Quarterly, 2017, 33 (4) : 272-5

[267] Schlegel PN, Cohen J, Goldstein M, et al. Cystic fibrosisgene mutations do not affect sperm function during in vitro fertilization with micromanipulation for men with bilateral congenital absence of vas deferens. [J]. Fertil Steril, 1995, 64 (2) : 421-6

[268] Schulster ML, Cohn MR, Najari BB, et al. Microsurgically Assisted Inguinal Hernia Repair and Simultaneous Male Fertility Procedures: Rationale, Technique and Outcomes. [J]. J Urol, 2017, 198 (5) : 1168-74.

[269] Wosnitzer MS, Goldstein M. Obstructive azoospermia. [J]. Urol Clin North Am. , 2014, 41 (1) : 83-95.

［270］Manohar T, Ganpule A, Desai M. Transrectal ultrasound- and fluoroscopic-assisted transurethral incision of ejaculatory ducts: a problem-solving approach to nonmalignant hematospermia due to ejaculatory duct obstruction.［J］. J Endourol, 2008, 22（7）: 1531-5

［271］Wosnitzer Matthew, Goldstein Marc, Hardy Matthew P. Review of Azoospermia. Spermatogenesis, 2014, 4: e28218.

［272］Baker Karen, Sabanegh Edmund. Obstructive azoospermia: reconstructive techniques and results. Clinics（Sao Paulo）, 2013, 68 Suppl 1: 61-73.

［273］李铮, 黄煜华, 李朋, 等. 应加强男性不育的规范化诊疗［J］. 中华医学杂志, 2015（36）: 2897-2899.

［274］Philip S.Li, Qiang D, Marc Goldstein. 显微外科技术治疗梗阻性无精子症的新进展［J］. 中华男科学杂志, 2004, 10（9）: 643-650.

［275］朱菲, 张辉. 高频彩超诊断睾丸网管状扩张1例. 现代临床医学, 2016,（3）: 225.

［276］赵燕, 龙滨, 陈志刚, 等. 高频彩超对睾丸网管状扩张的诊断价值［J］. 西部医学, 2014（4）: 482-483.

［277］王之倩, 李凤华, 杜晶, 等. 梗阻性无精子症附睾超声声像图特征研究［J］. 中华男科学杂志, 2010,（11）: 984-989.

［278］李湘平, 智二磊, 陈慧兴, 等. 先天性输精管缺如患者的临床与遗传特点: 附41例报道［J］. 中华生殖与避孕杂志, 2017,（4）: 276-281.

［279］黄煜华, 李朋, 陈慧兴, 等. 梗阻性无精子症输精管道重建手术策略［J］. 河北医科大学学报, 2016, 37（10）: 1144-1148.

［280］李朋, 谭广兴, 黄煜华, 等. 梗阻性无精子症显微外科重建策略分析［J］. 上海交通大学学报（医学版）, 2017, 37（03）: 420-422.

［281］Wosnitzer Matthew S, Goldstein Marc. Obstructive azoospermia. The Urologic Clinics of North America, 2014, 41（1）: 83-95.

［282］王万荣, 谭艳, 谢胜, 谢子平. 双侧附睾结核所致无精症行ICSI1例［J］. 湖北医药学院学报, 2015, 34（01）: 90-91.

［283］Hendry WF, Parslow JM, Stedronska J. Exploratory scrototomy in 168 azoospermic males. Br J Urol 1983; 55（6）: 785-91.

［284］ Jequier AM. Obstructive azoospermia: a study of 102 patients. Clin Reprod Fertil 1985；3（1）：21-36.

［285］ Oates RD, Amos JA. The genetic basis of congenital bilateral absence of the vas deferens and cystic fibrosis. J Androl 1994；15（1）：1-8.

［286］ Handelsman DJ, Conway AJ, Boylan LM, et al. Young's syndrome. Obstructive azoospermia and chronic sinopulmonary infections. N Engl J Med 1984；310（1）：p. 3-9.

［287］ Massey FJ, Jr., Bernstein GS, O'Fallon WM, et al. Vasectomy and health. Results from a large cohort study. JAMA 1984；252（8）：1023-1029.

［288］ Belker AM, Thomas AJ, Jr., Fuchs EF, et al. Results of 1, 469 microsurgical vasectomy reversals by the Vasovasostomy Study Group. J Urol 1991；145（3）：505-511.

［289］ Fuchs EF and Burt RA. Vasectomy reversal performed 15 years or more after vasectomy: correlation of pregnancy outcome with partner age and with pregnancy results of in vitro fertilization with intracytoplasmic sperm injection. Fertil Steril. 2002；77（3）：516-519.

［290］ Redfern TR, English PJ, Baumber CD, et al. The aetiology and management of acute epididymitis. Br J Surg 1984；71（9）：703-705.

［291］ Osegbe DN. Testicular function after unilateral bacterial epididymo-orchitis. Eur Urol 1991；19（3）：204-208.

［292］ Rusz A, Pilatz A, Wagenlehner F, et al. Influence of urogenital infections and inflammation on semen quality and male fertility. World J Urol 2012；30（1）：23-30.

［293］ Michel V, Pilatz A, Hedger MP, et al. Epididymitis: revelations at the convergence of clinical and basic sciences. Asian J Androl. 2015；17（5）：756-63.

［294］ Michel V, Duan Y, Stoschek E, et al. Uropathogenic Escherichia coli causes fibrotic remodelling of the epididymis. J Pathol. 2016；240（1）：15-24.

［295］ Stammler A, Hau T, Bhushan S, et al. Epididymitis: ascending infection restricted by segmental boundaries. Hum Reprod. 2015；30（7）：1557-65.

［296］ Kolittis PN. Is physical examination useful in predicting epididymal obstruction. Urology, 2001；57（6）：1138–1140．

［297］ Peña P, Risopatrón J, Villegas J, et al. Alpha–glucosidase in the human epididymis: topographic distribution and clinical application. Andrologia. 2004；36（5）：315–20．

［298］ Lei B, Xing R, Zhou X, et al. Neutral alpha–1, 4–glucosidase and fructose levels contribute to discriminating obstructive and nonobstructive azoospermia in Chinese men with azoospermia. Andrologia. 2016；48（6）：670–5．

［299］ Pezzella A, Barbonetti A, D'Andrea S, et al. Ultrasonographic caput epididymis diameter is reduced in non–obstructive azoospermia compared with normozoospermia but is not predictive for successful sperm retrievalafter TESE. Hum Reprod, 2014；29（7）：1368–1374．

［300］ Pezzella A, Barbonetti a, Micillo A, et al. Ultrasonographic determination of caput epididymis diameter is strongly predictive of obstruction in the genital tract in azoospermic men with normal serum FSH. Andrology, 2013, 1（1），133–138．

［301］ 平萍，陈向锋，董业浩，等．单针法输精管附睾管显微吻合术治疗梗阻性无精子症的疗效及影响因素分析．中国男科学杂志，2012，26（5）：36–39．

［302］ 钱海宁，李朋，智二磊，等．输精管附睾管显微吻合术中附睾吻合部位的选择策略（附56例报告）．中华男科学杂志，2015，21（5）：424–427．

［303］ Zhao L, Deng CH, Sun XZ, et al. A modified single-armed technique for microsurgical vasoepididymostomy. Asian J Androl, 2013, 15（1）：79–82．

［304］ Zhao L, Tu XA, Zhuang JT et al. Retrospective analysis of early outcomes after a single–armed suture technique for microsurgical intussusceptions vasoepididymostomy. Andrology, 2015, 3, 1150–1153．

［305］ Yan Zhang, Xiao Wu, Xiao–Jian Yang, Hao Zhang, Bin Zhang. Vasal vessels preserving microsurgical vasoepididymostomy in cases of previous varicocelectomy: a case report and literature review. Asian J Androl. 2016; 18（1）：154–156．

［306］ Lyu KL, Zhuang JT, Li PS, Gao Y, Zhao L, Zhang YD, Zhou MK, Yu JW, Feng X, Sun XZ, Deng CH, Tu XA. A novel experience of deferential vessel–sparing microsurgical vasoepididymostomy. Asian J Androl. 2018 Jun 29. doi: 10.4103/aja.aja_46_18.［Epub ahead of print］

［307］ Chen XF, Chen B, Liu W, Huang YP, Wang HX, Huang YR, Ping P. Microsurgical vasoepididymostomy for patients with infectious obstructive azoospermia: cause, outcome, and associated factors. Asian J Androl. 2016, 18（5）: 759–762.

［308］ Tanrikut C, Goldstein M. Obstructive azoospermia: a microsurgical success story. Semin Reprod Med, 2009, 27: 159–164.

［309］ Monoski MA, Schiff J, Li PS, Chan PT, Goldstein M. Innovative single-armed suture technique for microsurgical vasoepididymostomy. Urology, 2007; 69: 800–804.

［310］ Zhao L, Deng CH, Sun XZ, Chen Y, Wang WW, et al. A modified single-armedtechnique for microsurgical vasoepididymostomy. Asian J Androl, 2013; 15: 79–82.

［311］ Kai Hong, Lian–Ming Zhao, Shi–Xing Xu, Wen–Hao Tang, Jia–Ming Mao, De–Feng Liu, e tal. Multiple factors affecting surgical outcomes and patency rates in use of single armed two suturemicrosurgical vasoepididymostomy: a single surgeon's experience with 81 patients. Asian J Androl, 2016, 18: 129–133

［312］ Belker AM, Thomas AJ Jr, Fuchs EF, et al. Results of 1 469 microsurgical vaseclomy reversals by the vasovasostomy studygroup［J］. J Urol 1991, 14（3）: 505–511.

［313］ 陈锐，沈明. 显微外科治疗无精子症的研究进展［J］. 国际泌尿外科杂志，2016, 36（2）: 278–281.

［314］ Li PS, DongQ, Goldstein M, Microsurgical approaches to the treatment of obstructive azoospermia［J］. ZhonghuaNanKeXue 2004, 10（9）: 643–650.

［315］ Schiff J, Li PS, Goldstein M.Robotic microsurgical vasovasostomy and vasoepididymostomyin rats［J］. Int J Med Robot 2005, 1（2）: 122–126.

［316］ Kuang W, Shin PR, Matin S, et al. Initial evaluation of robotic technology for microsurgical vasovasostomy ［J］. J Urol 2004, 171（1）: 300-303.

［317］ A. Jungwirth, T. Diemer, G. R Dohle, et al. Guidelines on Male Infertility. European Association of Urology 2015

［318］ Pierik FH, Vreeburg JT, Stijnen T, De Jong FH, Weber RF. Serum inhibin B as a marker of spermatogenesis ［J］. J Clin Endocrinol Metab 1998; 83（9）: 3110-3114.

［319］ Wosnitzer MS, Goldstein M. Obstructive azoospermia ［J］. Urol Clin North Am 2014; 41（1）: 83-95.

［320］ Chan PT, Brandell RA, Goldstein M. Prospective analysis of outcomes after microsurgical intussusception vasoepididymostomy ［J］. Bju Int 2005; 96（4）: 598-601.

［321］ Pavlovich CP, Schlegel PN. Fertility options after vasectomy: A cost-effectiveness analysis ［J］. Fertil Steril 1997; 67（1）: 133-41.

［322］ Heidenreich A, Altmann P, Engelmann UH. Microsurgical vasovasostomy versus microsurgical epididymal sperm aspiration/testicular extraction of sperm combined with intracytoplasmic sperm injection. A cost-benefit analysis ［J］. Eur Urol 2000; 37（5）: 609-14.

［323］ Shin D, Lipshultz LI, Goldstein M, et al. Herniorrhaphy With Polypropylene Mesh Causing Inguinal Vasal Obstruction: A Preventable Cause of Obstructive Azoospermia ［J］. Ann Surg 2005, 241（4）: 553-558.

［324］ Chen XF, Wang HX, Liu YD, et al. Clinical features and therapeutic strategies of obstructive azoospermia in patients treated by bilateral inguinal hernia repair in childhood ［J］. Asian J Androl 2014; 16（5）: 745-748.

［325］ 李宏军，黄宇烽. 实用男科学. 北京：科学出版社. 2015. 491-494.

［326］ Shaeer OK, Shaeer KZ. Pelviscrotal vasovasostomy: refining and troubleshooting ［J］. J Urol 2005; 174（5）: 1935-1937.

［327］ Shaeer OK, Shaeer KZ. Laparoscopy-assisted pelvi-scrotal vasovasostomy ［J］. Andrologia 2004; 36（5）: 311-314

［328］ Trost L, Parekattil S, Wang J, et al. Intracorporeal Robot-Assisted Microsurgical

Vasovasostomy for the Treatment of Bilateral Vasal Obstruction Occurring Following Bilateral Inguinal Hernia Repairs with Mesh Placement [J]. J Urol 2014；191（4）：1120-1125.

[329] Barazani Y, Kaouk J, Sabanegh ES Jr. Robotic intra-abdominal vasectomy reversal: A new approach to a difficult problem [J]. Can Urol Assoc J 2014；8（5-6）：E439-41

[330] 吴宏飞. 精道外科学. 南京：东南大学出版社，2008.

[331] Pryor JP, Hendry WF. Ejaculatory duct obstruction in subfertile males: analysis of 87 patients. Fertil Steril. 1991, 56（4）：725-730.

[332] Kim, E. D. Onel E, Honig SC, et al. The prevalence of cystic abnormalities of the prostate involving the ejaculatory ducts as detected by transrectal ultrasound. Int. Urol. Nephrol. 1997，29（6）：647-52

[333] Jarvi K, Zielenski J, Wilschanski M, et al. Cystic fibrosis transmembrane conductance regulator and obstructive azoospermia. Lancet 1995, 345（8964），1578.

[334] Chillón M, Casals T, Mercier B, et al. Mutations in the cystic fibrosisgene in patients with congenital absence of the vas deferens. N Engl J Med. 1995, 332（22）：1475-80.

[335] Smith JF, Walsh TJ, Turek PJ. Ejaculatory duct obstruction. Urol Clin North Am. 2008, 35（2）：221-227, viii.

[336] Modgil V, Rai S, Ralph DJ, et al. An update on the diagnosis and management of ejaculatory duct obstruction. Nat Rev Urol. 2016, 13（1）：13-20.

[337] Sexton WJ, Jarow JP. Effect of diabetes mellitus upon male reproductive function. Urology . 1997；49（4）：508-13.

[338] Terrone C, Castelli E, Aveta P, et al. Iatrogenic ejaculation disorders and their prevention. Minerva Urol. Nefrol. 2001 Mar；53（1）：19-28.

[339] Hellerstein DK, Meacham RB, Lipshultz LI. Transrectal ultrasound and partial ejaculatory duct obstruction in male infertility. Urology. 1992；39（5）：449-52.

[340] Weintraub MP, De Mouy E, Hellstrom WJ. Newer modalities in the diagnosis and

treatment of ejaculatory duct obstruction. J Urol. 1993；150（4）: 1150–4.

［341］ Nagler HM, Rotman M, Zoltan E, et al. The natural history of partial ejaculatory duct obstruction. J Urol. 2002；167（1）: 253–4.

［342］ Fisch H, Lambert SM, Goluboff ET. Management of ejaculatory duct obstruction: etiology, diagnosis, and treatment. World J Urol. 2006, 24（6）: 604–610.

［343］ McQuaid JW, Tanrikut C. Ejaculatory duct obstruction: current diagnosis and treatment. Curr Urol Rep. 2013, 14（4）: 291–297.

［344］ Meza–Vazquez HE, Martinez–Cornelio A, Espinoza–Guerrero X, et al. Ejaculatory duct obstruction. Cir Cir. 2008, 76（4）: 349–53.

［345］ Paick J, Kim SH, Kim SW. Ejaculatory duct obstruction in infertile men. BJU Int. 2000, 85（6）: 720–724.

［346］ Jarow JP. Seminal vesicle aspiration in the management of patients with ejaculatory duct obstruction. J Urol. 1994, 152（3）: 899–901.

［347］ Orhan I, Onur R, Cayan S, et al. Seminal vesicle sperm aspiration in the diagnosis of ejaculatory duct obstruction. BJU Int. 1999；84（9）: 1050–3.

［348］ Engin G, Celtik M, Sanli O, et al. Comparison of transrectal ultrasonography and transrectal ultrasonography–guided seminal vesicle aspiration in the diagnosis of the ejaculatory duct obstruction. Fertil. Steril. 2009；92（3）: 964–70.

［349］ Kuligowska E, Baker CE, Oates RD Male infertility: role of transrectal US in diagnosis and management. Radiology 1992；185（2）: 353–60..

［350］ Turek PJ, Magana JO, Lipshultz LI. Semen parameters before and after transurethral surgery for ejaculatory duct obstruction. J Urol. 1996, 155（4）: 1291–1293.

［351］ Purohit RS, Wu DS, Shinohara K, et al. A prospective comparison of 3 diagnostic methods to evaluate ejaculatory duct obstruction. J Urol. 2004；171（1）: 232–5; discussion 235–6.

［352］ Jarow JP. Transrectal ultrasonography of infertile men. Fertil Steril. 1993, 60（6）: 1035–1039.

［353］ Littrup PJ, Lee F, McLeary RD, et al. Transrectal US of the seminal vesicles and ejaculatory ducts: clinical correlation. Radiology. 1988, 168（3）: 625–628.

［354］ Fuse H, Okumura A, Satomi S, et al. Evaluation of seminal–vesicle characteristics by ultrasonography before and after ejaculation. Urol Int. 1992; 49（2）: 110–3.

［355］ Ahmad I, Krishna NS. Hemospermia. J Urol. 2007, 177（5）: 1613–1618.

［356］ Cho IR, Lee MS, Rha KH, et al. Magnetic resonance imaging in hemospermia. J Urol. 1997, 157（1）: 258–262.

［357］ Donkol RH. Imaging in male–factor obstructive infertility. World J Radiol. 2010, 2（5）: 172–179.

［358］ 王明松, 周庭友, 张勇, 等. 精道远端区域应用解剖及 MRI 影像特征研究 ［J］. 第三军医大学学报, 2015, 37（23）: 2373–2377.

［359］ Guo Y, Liu G, Yang D, et al. Role of MRI in assessment of ejaculatory duct obstruction. J Xray Sci Technol. 2013, 21（1）: 141–146.

［360］ 李波军, 李珂, 张超, 等。顽固性血精患者 MRI 影像特征研究 ［J］. 第三军医大学学报, 2013, 35（17）: 1853–1857.

［361］ Li BJ, Zhang C, Li K, et al. Clinical analysis of the characterization of magnetic resonance imaging in 102 cases of refractory haematospermia. Andrology. 2013, 1（6）: 948–956.

［362］ Engin G, Kadioglu A, Orhan I, et al. Transrectal US and endorectal MR imaging in partial and complete obstruction of the seminal duct system. A comparative study. Acta Radiol. 2000, 41（3）: 288–295.

［363］ Katz D, Mieza M, Nagler HM. Ultrasoundguided transrectal seminal vesiculography: a new approach to the diagnosis of male reproductive tract abnormalities（abstract 330）. J. Urol. 1994; 151, 310A.

［364］ Mancinelli R, Usai P, Vargiu R, et al. Human ejaculatory duct: parameters of smooth muscle motor activity and modulatory role of autonomic drugs. Exp Physiol. 2000, 85（4）: 465–467.

［365］ 刘边疆, 李杰, 李鹏超, 等. 应用精囊镜治疗顽固性精囊炎的初步体会 ［J］. 中华泌尿外科杂志, 2014, 35（10）: 774–777.

［366］ Halpern EJ, Hirsch IH. Sonographicallyguided transurethral laser incision of a Müllerian duct cyst for treatment of ejaculatory duct obstruction. Am J Roentgenol. 2000, 175（3）: 777–778.

［367］ Colpi GM, Negri L, Patrizio P, et al. Fertility restoration by seminal tract washout in ejaculatory duct obstruction. J Urol. 1995, 153（6）: 1948–1950.

［368］ Xu B, Niu X, Wang Z, et al. Novel methods for the diagnosis and treatment of ejaculatory duct obstruction. BJU Int . 2011, 108（2）: 263–266.

［369］ Moudouni SM, Tligui M, Doublet JD, et al. Laparoscopic excision of seminal vesicle cyst revealed by obstruction urinary symptoms. Int J Urol. 2006, 13（3）: 311–314.

［370］ Farley S, Barnes R. Stenosis of ejaculatory ducts treated by endoscopic resection. J Urol. 1973, 109（4）: 664–666.

［371］ Tu XA, Zhuang JT, Zhao L, et al. Transurethral bipolar plasma kinetic resection of ejaculatory duct for treatment of ejaculatory duct obstruction. J X–ray Sci Technol. 2013, 21（2）: 293–302.

［372］ El-Assmy A, El-Tholoth H, Abouelkheir RT, et al. Transurethral resection of ejaculatory duct in infertile men: outcome and predictors of success. Int Urol Nephrol. 2012, 44（6）: 1623–1630.

［373］ Faydaci G, Kuyumcuoglu U, Eryildirim B, et al. Effectiveness of doxazosin on erectile dysfunction in patients with lower urinary tract symptoms. Int Urol Nephrol. 2011, 43（3）: 619–624.

［374］ Kadioglu A, Cayan S, Tefekli A, et al. Does response to treatment of ejaculatory duct obstruction in infertile men vary with pathology? Fertil. Steril. Fertil Steril. 2001; 76（1）: 138–42.

［375］ Popken G, Wetterauer U, Schultze–Seemann W Transurethral resection of cystic and non–cystic ejaculatory duct obstructions. Int J Androl. 1998; 21（4）: 196–200.

［376］ Yurdakul T, Gokce G, Kilic O, et al. Transurethral resection of ejaculatory ducts in the treatment of complete ejaculatory duct obstruction. Int Urol Nephrol. 2008; 40（2）: 369–72.

［377］Meacham RB, Hellerstein DK, Lipshultz LI. Evaluation and treatment of ejaculatory duct obstruction in the infertile male. Fertil. Steril. 1993；59（2）：393-7.

［378］Vazquez-Levin MH, Dressler KP, Nagler HM. Urine contamination of seminal fluid after transurethral resection of the ejaculatory ducts. J Urol. 1994；152（6 Pt 1）：2049-52.

［379］Jarow JP, Zagoria RJ. Antegrade ejaculatory duct recanalization and dilation. Urology 1995；46（5）：743-6.

［380］Manohar T, Ganpule A, Desai M. Transrectal ultrasound- and fluoroscopic-assisted transurethral incision of ejaculatory ducts: a problem-solving approach to nonmalignant hematospermia due to ejaculatory duct obstruction. J Endourol, 2008, 22（7）：1531-35.

［381］靳风烁, 李彦锋. 血精及射精管梗阻的精囊镜诊治技术［J］. 临床泌尿外科杂志, 2015, 30（1）：1-5.

［382］刘智勇, 王磊, 孙颖浩, 等. 经尿道精囊镜技术——一种治疗射精管梗阻性无精子症的新方法［J］. 中国男科学杂志, 2010, 24（9）：18-20.

［383］Wang H, Ye H, Xu C, et al. Transurethral seminal vesiculoscopy using a 6F vesiculoscope for ejaculatory duct obstruction: initial experience. J Androl. 2012, 33（4）：637-643.

［384］Liu ZY, Sun YH, Xu CL, et al. Transurethral seminal vesiculoscopy in the diagnosis and treatment of persistent or recurrent hemospermia: a single-institution experience. Asian J Androl. 2009, 11（5）：566-570.

［385］Guo S, Xie D, He X, et al. The Application of pediatric ureteroscope for seminal vesiculoscopy. Minim Invasive Surg. 2015, doi：10.1155/2015/946147.

［386］张卫星, 贾东辉, 王瑞, 等. 两种手术方式治疗射精管梗阻临床疗效分析［J］. 中国男科学杂志, 2013, 27（4）：43-45.

［387］Li YF, Liang pH, Sun ZY, et al. Imaging diagnosis, transurethral endoscopic observation, and management of 43 cases of persistent and refractory hematospermia. J Androl. 2012, 33（5）：906-916.

［388］宋涛, 陈文政, 张旭. 精囊镜技术在泌尿外科的应用［J］. 微创泌尿外科

杂志，2013，(2)：84-87.

[389] 王旸，刘欣，林倩 超声引导下无水乙醇硬化治疗伴有射精管梗阻症状的苗勒管囊肿[J]. 中华男科学杂志，2006，12 (8)：712-713

[390] Kayser O, Osmonov D, Harde J, et al. Less invasive causal treatment of ejaculatory duct obstruction by balloon dilation: a case report, literature review and suggestion of a CT- or MRI-guided intervention. Ger Med Sci. 2012, 10: Doc06. doi: 10. 3205/000157.

[391] Yang X, Sun Q, Yuan P, et al. Novel mutations and polymorphisms in the CFTRgene associated with three subtypes of congenital absence of vas deferens [J]. Fertil Steril, 2015, 104 (5)：1268-1275. e1-2.

[392] Wagenknecht LV, Lotzin CF, Sommer HJ, Schirren C. Vas deferens aplasia: clinical and anatomical features of 90 cases. Andrologia. 1983. 15 Spec No: 605-13.

[393] Miller S, Couture S, James G, et al. Unilateral absence of vas deferens: prevalence among 23. 013 men seeking vasectomy [J] Int Braz J Urol, 2016, 42 (5)：1010-1017.

[394] de Souza DAS, Faucz FR, Pereira-Ferrari L, et al. Congenital bilateral absence of the vas deferens as an atypical form of cystic fibrosis: reproductive implications andgenetic counseling [J]. Andrology, 2018, 6 (1)：127-135.

[395] Weiske WH, Sälzler N, Schroeder-Printzen I, et al. Clinical findings in congenital absence of the vasa deferentia [J]. Andrologia, 2000, 32 (1)：13-18.

[396] Yu J, Chen Z, Ni Y, et al. CFTR mutations in men with congenital bilateral absence of the vas deferens (CBAVD)：a systemic review and meta-analysis [J]. Hum Reprod, 2012, 27 (1)：25-35.

[397] Patat O, Pagin A, Siegfried A, et al. Truncating Mutations in the Adhesion G Protein-Coupled Receptor G2 Gene ADGRG2 Cause an X-Linked Congenital Bilateral Absence of Vas Deferens [J]. Am J Hum Genet, 2016, 99 (2)：437-442.

[398] Yang B, Wang J, Zhang W, et al. Pathogenic role of ADGRG2 in CBAVD

patients replicated in Chinese population［J］. Andrology, 2017, 5（5）: 954-957.

［399］ 李湘平，智二磊，陈慧兴，等. 先天性输精管缺如患者的临床与遗传特点：附 41 例报道［J］. 中华生殖与避孕杂志，2017，37（04）：276-281.

［400］ Kerem E. Atypical CF and CF related diseases［J］. Paediatr Respir Rev, 2006, 7 Suppl 1: S144-146.

［401］ Lu S, Cui Y, Li X, et al. Association of cystic fibrosis transmembrane-conductance regulatorgene mutation with negative outcome of intracytoplasmic sperm injection pregnancy in cases of congenital bilateral absence of vas deferens［J］. Fertil Steril, 2014, 101（5）: 1255-1260.

［402］ 刘丽君，李红钢，辜秀丽，等. CFTR 基因第 8 内含子 5T 多态与中国汉族男性先天性双侧输精管缺如的相关性研究［J］. 中华医学遗传学杂志，2013，30（6）：729-732.

［403］ 杨黎明，李凤华，杜晶，等. 经阴囊及经直肠超声对诊断先天性双侧输精管缺如价值的研究［J］. 生殖与避孕，2008，（12）：734-738，744.

［404］ Chiang HS, Lin YH, Wu YN, et al. Advantages of magnetic resonance imaging（MRI）of the seminal vesicles and intra-abdominal vas deferens in patients with congenital absence of the vas deferens［J］. Urology, 2013, 82（2）: 345-351.

［405］ van Wely M, Barbey N, Meissner A, et al. Live birth rates after MESA or TESE in men with obstructive azoospermia: is there a difference？［J］. Hum Reprod, 2015, 30（4）: 761-766.

［406］ 李朋，张铁成，杨慎敏，等. 40 例输精管道梗阻性无精子症诊疗策略分析［J］. 生殖与避孕，2015，35（2）：131-136.

［407］ 江利，陈艺，杨帆，等. 先天性双侧输精管缺如的诊断与辅助生殖技术治疗（附 38 例报告）［J］. 中国男科学杂志，2012，26（6）：46-48，50.

［408］ 曾国华，吴开俊，梅骅. 先天性双侧输精管缺如患者睾丸超微结构的改变［J］. 中华泌尿外科杂志，2001，22（12）：757-759.

［409］ Palermo G, Joris H, Devroey P, et al. Pregnancies after intracytoplasmic injection of single spermatozoon into an oocyte. Lancet. 1992, 340: 17-18.

［410］ AbdelHafez F, Bedaiwy M, El-Nashar SA, et al. Techniques forcryopreservation of individual or small numbers of human spermatozoa: A systematic review. Hum Reprod Update. 2009, 15: 153-164.

［411］ Cohen J, Garrisi GJ, Congedo-Ferrara TA, et al. Cryopreservation of single human spermatozoa. Hum Reprod. 1997, 12: 994-1001.

［412］ Walmsley R, Cohen J, Congedo-Ferrara TA, et al. The first births and ongoing pregnancies associated with sperm cryopreservation within evacuated egg zonae. Hum Reprod. 1998, 13（Suppl. 4）: 61-70.

［413］ Desai NN, Blackmon H, Goldfarb J. Single sperm cryopreservation on cryoloops: an alternative to hamster zona for freezing individual spermatozoa. Reprod Biomed Online. 2004, 9: 47-53.

［414］ Schuster TG, Keller LM, Dunn RL, et al. Ultra-rapid freezing of very low numbers of sperm using cryoloops. Hum Reprod. 2003, 18: 788-795.

［415］ Sereni E, Bonu MA, Fava L, et al. Freezing spermatozoa obtained by testicular fine needle aspiration: a new technique. Reprod Biomed Online. 2008, 16: 89-95.

［416］ Endo Y, Fujii Y, Shintani K, et al. Simple vitrification for small numbers of human spermatozoa. Reprod Biomed Online. 2012, 24（3）: 301-307.

［417］ Endo Y, Fujii Y, Kurotsuchi S, et al. Successful delivery derived from vitrified-warmed spermatozoa from a patient with nonobstructive azoospermia. Fertil Steril. 2012, 98（6）: 1423-1427.

［418］ Gvakharia M, Adamson GD. A method of successful cryopreservation of small numbers of human spermatozoa. Fertil Steril. 2001, 76: S101.

［419］ Koscinski I, Wittemer C, Lefebvre-Khalil V, et al. Optimal management of extreme oligozoospermia by an appropriate cryopreservation programme. Hum Reprod. 2007, 22: 2679-2684.

［420］ Desai N, Glavan D, Goldfarb J. A convenient technique for cryopreservation of micro quantities of sperm. Fertil Steril. 1998, S197-S198.

［421］ Isachenko V, Isachenko E, Montag M, et al. Clean technique for cryoprotectant-free vitrification of human spermatozoa. Reprod Biomed Online. 2005, 10:

350–354.

［422］ Peng QP, Cao SF, Lyu QF, et al. A novel method for cryopreservation of individual human spermatozoa. In Vitro Cell Dev Biol Anim. 2011, 47: 565–572.

［423］ 匡延平，彭秋平. 精子的冷冻和解冻方法及精子的冷冻和解冻装置. 申请号：200810042695.4. 公开号：101671651，公开日：2010–03–17.

［424］ Songguo Xue, Qiuping Peng, Shaofeng Cao, et al. Cryopreservation of a small number of human spermatozoa with home–made Strawtop: 3 years experience. Journal of assisted reproduction andgenetics. 2011, 28: 991–992.

［425］ Liu F, Zou SS, Zhu Y, Sun C, Liu YF, Wang SS, Shi WB, Zhu JJ, Huang YH, Li Z. A novel micro–straw for cryopreservation of small number of human 24 spermatozoon［J］. Asian Journal of Andrology, 2016, 19（3）: 326.（IF: 2. 99）

［426］ 刘勇，刘锋，李铮，平萍等. 人类稀少精子细管法超快速冷冻的实验研究［J］. 上海交通大学学报医学版，2012，32：988–991.

［427］ 薛松果，彭秋平，曹少峰等. 一种微量精子冷冻保存载体及相应的冷冻和解冻方法. 申请号或专利号：201510255137.6.

［428］ A. Contreras–Mendez.A comparative study of two cooling protocols on stallion sperm cryosurvival.Andrologia , 2016, 48: 558–563.

［429］ Nawroth F, Isachenko V, Dessole S, et al. Vitrification of human spermatozoa without cryoprotectants［J］. Cryo Lett, 2002, 23（2）: 93–102.

［430］ Verheyen G, Vernaeve V, Van L. Should diagnostic testicular sperm retrieval followed by cryopreservation for later ICSI be the procedure of choice for all patients with non — obstructive azoospermia?［J］Human Reprod, 2004 19（12）: 2822–2830.

［431］ Picton HM. Wyns C, Anderson RA, et al, A European perspective on testicular tissue cryopreservation for fertility Preservation in prepubertal and adolescent boys［J］. Hum Reprod. 2015, 30: 2463–2475.

［432］ 王琦. 王琦男科学. 郑州：河南科学技术出版社，2007年，第二版.

［433］ 徐福松. 徐福松实用中医男科学. 北京：中国中医药出版社，2009，第一版

［434］ 秦国政．中医男科学．北京：中国中医药出版社，2013，第一版．

［435］ 朱文雄，贺哲淳，张熙，等．贺菊乔教授治疗无精子症验案举隅［J］．新中医，2014，46（11）：244-245.

［436］ 韩晓峰．四君生精汤治疗无精子症疗效观察．中国社区医师，2005，21（9）：35.

［437］ 王瑞，张卫星，张天标，等．益肾生精冲剂治疗睾丸性无精症7例［J］．郑州大学学报（医学版），2009，44（3）：504.

［438］ 王旭初，刘文轩，王元松，等．中药治疗男性无精子症临床疗效观察［J］．中华中医药学刊，2007，25（2）：308-309.

［439］ 董保福，张伟鹏，陈金荣．从痰瘀互结理论论治梗阻性无精子症［J］．中国性科学，2014，23（1）：61-63.

［440］ 景涛，唐志安，刘叶兰，等．聚精丸枸橘颗粒干预继发梗阻性无精子症［J］．中国实验方剂学杂志，2013，19（5）：303-308.

［441］ 王德全．通精汤治疗阻塞性无精子症30例［J］．中医杂志，2007，48（6）：141-142.

［442］ 马存亮．活血化瘀通络汤治疗精道瘀阻型无精子症［J］．中医药学刊，2006，24（6）：1164-1166.

［443］ 黄全法．先通后补法治疗无精子症13例［J］．河北中医，2000，22（1）：60.

［444］ 胡秉德．自拟生精汤治疗无精症36例［J］．吉林中医药，2004，24（9）：35.

［445］ 金保方，黄宇烽，夏欣一，等．红白皂龙汤治疗男科疾病举隅［J］．中医研究，2007，20（1）：38-41.

［446］ 杜勉之．清热解毒治男性不育（无精子症）［J］．江西中医药，1995，26（2）：20.

［447］ 王劲松，王心恒，徐福松．从虚浊瘀论治无精子症［J］．四川中医，2013，31（1）：123.

附录

汉英名词对照表
（按照文中出现的顺序）

中文	英文
支持细胞	Sertoli cell
雄激素结合蛋白	ABP
二氢睾酮	DHT
非梗阻性无精症	Nonobstructive azoospermia（NOA）
囊性纤维化跨膜转导调节因子	systic fibrosis transmembrane conductance Regulator（CFTR）
睾丸显微取精术	microdissection testicular sperm extraction，micro TESE
低促性腺性腺功能减退症	Hypogonadotropic hypogonadism
拉曼光谱技术	Raman spectroscopy
白消安	Busulfan
人工精子	Artificial sperm
人绒毛膜促性腺激素	HCG
人绝经期促性腺激素	HMG
促性腺激素释放激素	Gonadotropin-releasing hormone，GnRH
先天性双侧输精管缺如	Congenital bilateral absence of the vas deferens，CBAVD
输精管附睾显微吻合术	Vasoepididymostomy（VE）
输精管 - 输精管显微吻合术	Vasovasostomy（VV）
经尿道射精管切开术	Transurethral incision of ejaculatory duct（TUIED）
先天性单侧输精管缺失	congenital unilateral absence of the vasa deferens（CUAVD）
卵胞浆内单精子显微注射	Intracytoplasmic sperm injection（ICSI）
低促性腺激素性性腺功能减退	hypogonadotropic hypogonadism（HH）
微小 RNA	microRNA/miRNA
克氏综合征	Klinefelter syndrome

中文	英文
胶原索	collagenic cord
供精人工授精	artificial insemination with donor semen（AID）
睾丸精子获取术	testicular sperm extraction（TESE）
促性腺激素释放激素	gonadotropin releasing hormone（GnRH）
卵泡刺激素	follicle stimulating hormone（FSH）
黄体生成素	luteinizing hormone（LH）
先天性低促性腺激素性性腺功能减退	congenital hypogonadotropic hypogonadism（CHH）
获得性低促性腺激素性性腺功能低下	acquired hypogonadotropic hypogonadism（AHH）
特发性低促性腺激素性腺功能不足	Idiopathic Hypogonadotropic Hypogonadism（IHH）
体质性青春期延迟	constitu-tionaldelayed puberty（CDP）
睾丸下降不全	cryptorchidism
睾丸细针穿刺抽吸术	testicular fine needle aspiration（TFNA）
精子获得率	sperm retrieval rate（SRR）
梗阻性无精子症	obstructive azoospermia（OA）
经皮附睾精子抽吸术	percutaneous epididymal sperm aspiration（PESA）
睾丸精子抽吸术	testicular sperm aspiration（TESA）
腹腔镜辅助下输精管吻合术	laparoscopy-assisted vasovasostomy（LAVV）
机器人辅助下腹腔内输精管吻合术	robot-assisted vasovasostomy（RAVV）
射精管梗阻	Ejaculatory duct obstruction（EDO）
直肠指诊	Digital rectal examination（DRE）
酸性磷酸酶	acid phosphatase（ACP）
经尿道射精管切除术	Transurethral resection of ejaculatory duct（TURED）
先天性双侧输精管发育不良	congenital bilateral partial aplasia of vas deferens（CPAVD）
人工辅助生殖技术	assisted reproduction technology（ART）
经直肠超声	Transrectal ultrasound（TURS）
附睾精子抽吸术	microsurgical epididymal sperm aspiration（MESA）
冷冻管	Cryovial
冷冻环	Cryoloop